NOUVELLE MÉTHODE
DE TRAITER
LES FRACTURES
ET LES
LUXATIONS,

OUVRAGE TRADUIT DE L'ANGLOIS

Par M. LASSUS, *Membre du College de Chirurgie de Paris, Chirurgien de* MESDAMES DE FRANCE, *ancien Professeur d'Anatomie & de Chirurgie à l'Ecole Pratique, &c.*

Οὗτος ὁ λόγος ὥσπερ νόμος κεῖται δίκαιος περὶ κατηγμάτων ἰήσιος.

Ce Traité peut être regardé comme une regle certaine dans le traitement des fractures. *Hippocrate.*

A PARIS,

Chez DIDOT le jeune, Libraire, quai des Augustins, à l'image Saint-Pierre.

M. DCC. LXXI.

Avec Approbation, & Privilege du Roi.

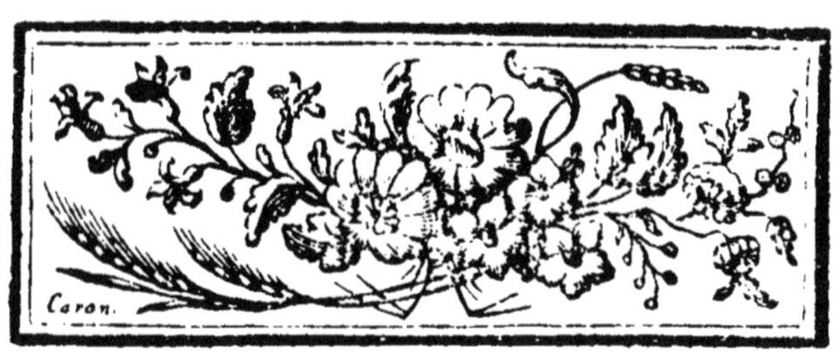

A MONSIEUR

DE LA MARTINIERE,

Conſeiller d'Etat, premier Chirurgien du Roi, Chevalier de l'Ordre de Saint-Michel, Préſident de l'Académie Royale de Chirurgie.

MONSIEUR,

LE prix de vos bienfaits, dont je viens de recevoir des marques infiniment honorables & précieuſes, eſt ſi grand, que la plus vive reconnoiſſance ſuffit à peine pour vous exprimer mes ſentiments. Je me tais malgré moi, MONSIEUR, ſur les obligations infinies que je vous ai, puiſque votre modeſtie m'empêche de les publier. Cette Traduction que je prends la liberté de vous offrir, & qui ne pouvoit paroître ſous des auſpices plus favorables que ſous le nom du digne Chef de la Chirurgie Françoiſe, eſt une très foible marque de ma reconnoiſſance, & du très profond reſpect avec lequel je ſuis,

MONSIEUR,

Votre très humble
& très obéiſſant
ſerviteur
LASSUS.

PREFACE
DU TRADUCTEUR.

Il est inutile de faire l'apologie d'un Livre, quand on a tout lieu de croire qu'il sera utile au Public. J'espere que le Lecteur trouvera dans celui-ci des réflexions justes & des notions tout à fait nouvelles sur la curation d'une maladie très commune, & souvent très dangereuse. On est sûr, en le lisant, de ne pas relire ce qui a été dit des milliers de fois auparavant. Le *Traité des Fractures & des Luxations* est de M. Percivall Pott, Chirurgien de l'Hôpital de Saint-Barthelemi à Londres, & Membre de la Société Royale. Cet Auteur est déja connu très avantageuſement par pluſieurs bons Livres de Chirurgie imprimés depuis peu. C'eſt à la ſuite de ſes obſervations ſur les plaies de tête, ouvrage que je n'ai point traduit pour des raiſons qu'il eſt inutile de dire, que ſe trouve ſon *Traité des Fractures & des Luxations*. La Lettre de M. Guillaume Sharp au Docteur Parſons m'a paru trop intéreſſante, pour ne la pas traduire. Elle eſt antérieure au Livre de M. Pott, qui n'a été imprimé qu'en 1768 : mais je n'entreprends pas de décider lequel des deux eſt l'inventeur de la nouvelle méthode. Je l'ai eſſayée deux fois pour une fracture compliquée de la jambe, qu'on n'avoit pu réduire depuis deux jours en ſuivant les procédés ordinaires, & pour une fracture ſimple du tibia. Le ſuccès a parfaitement répondu à mes eſpérances. D'ailleurs, j'ai appris de quelques Médecins & Chirurgiens Anglois qui ſuivoient mes leçons particulieres d'anatomie, que cette nouvelle méthode de panſer les fractures s'étoit établie, & étoit maintenant d'un uſage univerſel dans toute l'Angleterre. Enfin, après en avoir conféré avec pluſieurs Chirurgiens, tous ſont convenus de ſon utilité & de la néceſſité de l'employer. Je ne dis rien de ma traduction; je la crois exacte. L'envie de rendre ſcrupuleuſement le ſens de l'Auteur, fait que l'on trouvera quelques locutions angloiſes que je n'ai pu éviter. Le ſtyle de M. Pott eſt un peu diffus : c'eſt un défaut que j'ai tâché de corriger dans ma verſion.

DES

DES FRACTURES ET DES LUXATIONS.

IL n'y a aucune partie de la Chirurgie que l'on croie aussi aisée à entendre, que celle qui traite des fractures & des luxations. Les personnes les moins instruites & les moins expérimentées pensent toujours en savoir assez pour exercer cette partie de l'art de guérir, & la plupart de ces praticiens vulgaires se croiroient insultés, si on leur proposoit de les instruire sur une matiere qu'ils imaginent posséder à fond.

C'est aussi l'opinion de la multitude. Le peuple regarde la réduction d'une fracture comme une opération qui n'exige pas un savoir bien profond, &

que le Maréchal le plus ignorant peut exécuter comme un Maître habile, en très peu de temps & fort aisément. Il y en a même qui croient que cette habileté à réduire les fractures passe de pere en fils comme un héritage. Tout le monde se ressouvient encore de la grande, mais très courte réputation, dont a joui Madame Mapp. L'absurdité de ses promesses n'égaloit pas encore la simplicité & la crédulité de ceux qui couroient après elle. L'artisan le plus grossier, de même que les personnes de la plus haute distinction, alloient la consulter. On croyoit aveuglément toutes ses extravagances, on recherchoit encore sa compagnie, & l'on paroissoit prendre plaisir à sa conversation.

Le desir de la santé & des richesses semble mettre tous les esprits & tous les hommes au même niveau : les avares sont la dupe des fourbes, & les malades sont trompés par les charlatans. On donne sa confiance, on se fie aux promesses les plus trompeuses & les plus mal fondées; & ce n'est qu'après une triste expérience qu'on revient enfin de son erreur. On accorde en général un certain degré de science & d'habileté à ceux qui s'adonnent aux arts, au commerce, aux manufactures, après y avoir employé un temps suffisant, & y avoir donné l'attention nécessaire. Il est injuste & contraire au bon sens, de supposer que ceux qui se livrent à l'art de guérir, sont assez peu intelligents pour ne pouvoir s'instruire convenablement dans leur état, ou assez méchants pour ne pas exercer leur profession aussi utilement qu'ils le peuvent pour le bien de l'humanité. Il y a certainement, & il y aura toujours parmi nous, comme dans toutes les autres classes de citoyens, des hommes très savants & de la plus exacte probité. Ce n'est point un esprit de vengeance qui me fait parler ainsi. Tous les hommes n'ont pas le même pouvoir & la même capacité; la multitude parmi nous, comme dans tous les autres états, manquera toujours en quelque point. Les progrès de l'art ſont l'effet du génie & de l'induſtrie d'un petit nombre de perſonnes dont les connoiſſances éclairent enſuite, plus ou moins, le reſte de ceux qui exercent la même profeſſion. C'eſt ce qui eſt toujours arrivé; & quoiqu'il reſte encore beaucoup à faire pour amener la Chirurgie au degré de perfection dont elle eſt ſuſceptible, quiconque néanmoins comparera ſon état actuel avec ce qu'elle étoit il y a quelques années, ne pourra s'empêcher de rendre à ſes contemporains le tribut de louange qui leur eſt dû.

Je me reſſouviens d'avoir entendu, il y a quelques années, un Juge du Banc qui diſoit à un Juré, qu'il connoiſſoit un homme de la campagne qui réduiſoit & guériſſoit les fractures tout auſſi bien, pour ne pas dire mieux, que le plus fameux Chirurgien du royaume. Je n'examinerai point ſi ce Juge avoit tort ou raiſon de parler ainſi,

Il eſt très poſſible qu'il n'eût que des notions fort courtes ſur la matiere dont il parloit d'un ton ſi déciſif. Je puis ſuppoſer, ſans injuſtice, qu'il étoit meilleur Juriſconſulte que Chirurgien : & il y a tout lieu de croire qu'il ſeroit convenu que des réflexions générales de cette eſpece ſont plutôt l'effet de la vivacité d'un eſprit pétulant, que de la conviction, & ſont par conſéquent frivoles & ſans conſéquence.

Je ſuis perſuadé, comme je l'ai déja dit, qu'il y a pluſieurs parties de la Chirurgie qui ſont ſuſceptibles d'une plus grande perfection. La matiere des fractures & des luxations en eſt peut-être plus ſuſceptible qu'aucune autre, par la ſoumiſſion & l'exactitude à ſuivre les préceptes donnés par les anciens, & que le plus grand nombre des Chirurgiens a toujours ſuivis aveuglément, ſans oſer réfléchir par eux-mêmes. Ils ont, au contraire, ſuivi une route battue, dont ils n'oſoient s'écarter, & qu'ils ne pouvoient continuer ſurement

& avec avantage. La doctrine générale concernant les fractures & leur traitement est comprise sous les titres suivants :

Extension.
Contre-Extension.
Coaptation.
Application des Médicaments.
Application du Bandage.
Position du Membre.
Curation des Accidents.

Tel est l'ordre qu'ont suivi la plupart de ceux qui ont écrit sur cette matiere. Cet ordre est judicieux & convenable ; & quoiqu'on le trouve ainsi dans les Livres, on verra, si l'on se donne la peine d'examiner la chose avec attention, que depuis Hippocrate, Celse & Galien, on n'a pas fait sur ce sujet tous les changements dont il est susceptible, & que l'on étoit en droit d'attendre de ceux qui cultivent la Chirurgie. Ce n'est pas que je prétende qu'il n'y a point eu de temps en temps des hommes célebres, qui ont enrichi l'art, l'ont avancé, & qui se sont écartés de la méthode vulgaire : mais est-il toujours vrai que cette méthode est encore la même, & que le plus grand nombre des praticiens la suit scrupuleusement ? Je ne dois donc pas être taxé de présomption ou d'arrogance, si je dis que les différents titres précédents sont susceptibles d'une plus grande perfection, laquelle prouvera de plus en plus le bon sens & le génie des Chirurgiens, & produira un grand avantage aux malades.

Je prévois que quelques-uns de mes Lecteurs seront inclinés à croire que j'affecte de ne pas suivre les regles prescrites, & de contredire des opinions reçues & confirmées depuis long-temps, & admises par une longue suite d'Auteurs :

Quæ
Imberbes didicêre, senes perdenda fateri.

C'est une triste leçon pour l'orgueil humain, & que l'on n'apprend que quand on a quelque degré de bonne foi & de candeur. Mais si on ne la répétoit pas de temps en temps, je ne vois pas comment la Chirurgie, qui a l'expérience pour base, pourroit jamais être perfectionnée. Les anciens méritent toute notre reconnoissance, pour les services qu'ils nous ont rendus. Nous devons recevoir & adopter leurs sentiments, lorsque nous les trouvons conformes à la vérité : mais les hommes ne doivent point avoir une foi aveugle les uns pour les autres ; & le respect que nous devons à nos prédécesseurs ne doit point nous empêcher de nous servir de notre raison. Quand on dit les anciens & les modernes, ce sont des mots & des paroles que l'on prononce, & pas autre chose : cela ne veut rien dire, & n'a aucune valeur dans la question qui nous occupe, si ce n'est que ce mot d'anciens semble rappeller une vérité établie & confirmée par le temps & l'expérience, tandis que le dernier de ces deux mots indique un progrès réel & visible sur une matiere connue depuis long-temps.

Si la doctrine que je vais exposer ne peut être vérifiée ni confirmée par l'expérience, on doit la regarder comme nulle ; mais si la plus grande partie de mes Lecteurs reconnoît, d'après l'expérience, comme moi & comme quelques autres l'ont déja fait, que ce que je propose est, non seulement véritable & praticable, mais extrêmement utile aux malades, mon opinion doit avoir autant de poids, quoique donnée par un Auteur vivant, que si c'étoit celle de l'antiquité la plus reculée. C'est l'utilité, & non la date d'une découverte, qui en fait tout le prix. Si, depuis Albucasis, les Chirurgiens se fussent contentés de sa doctrine, & n'eussent pas pensé par eux-mêmes, la Chirurgie ne seroit point parvenue au degré de perfection où elle est actuellement, & son mérite principal consisteroit encore à prodiguer, souvent sans néceſſité, le feu ou le cautere actuel. En un mot, je ne répondrai pas autrement à ceux qui prétendent qu'il ne faut jamais s'écarter, ou du moins fort rarement, de la doctrine & de la pratique des anciens, qu'en leur citant les propres paroles de l'illuſtre Locke : « Les opinions flottantes des autres » hommes, que nous adoptons & gravons dans notre eſprit, n'augmentent pas nos connoiſſances d'un ſeul » degré, quand même ces opinions » ſeroient véritables & certaines. Les » routes battues conduiſent ceux qui » n'agiſſent que par imitation, & qui » ne vont pas où il faut aller, mais où » la multitude les mene. »

Avant que d'entrer en matiere, je prie le Lecteur d'obſerver que mon intention n'eſt pas d'écrire un traité complet ſur les fractures, quoique l'importance du ſujet en ait démontré la néceſſité. Je me propoſe ſeulement de faire quelques remarques, qui, je crois, ſeront claires & utiles.

Suivant la méthode ordinaire, l'extension & la contre-extension sont les premiers procédés curatoires qu'on emploie dans le traitement des fractures.

Pour accomplir ces deux préceptes, on conseille, si c'est une fracture de la cuisse ou de la jambe, de situer le malade horizontalement, & d'étendre le membre fracturé, de faire tenir ferme, par un aide, la partie supérieure de ce membre, tandis que, par le moyen des lacs, des ligatures, des mains, ou même dans certains cas, par le secours des machines, on prescrit de faire en droite ligne une extension du membre fracturé, assez grande pour que le Chirurgien puisse mettre, autant que la nature de la fracture peut le permettre, les deux bouts de l'os fracturé dans un contact mutuel, & vis-à-vis l'un de l'autre. C'est ce que l'on appelle, suivant l'expression ordinaire, réduire une fracture. Cette opération est communément douloureuse pour le malade, & fatigante pour le Chirurgien

& ſes aides ; & ce qui eſt encore plus déſagréable, c'eſt que cette opération eſt ſouvent inefficace, ou au moins ne remplit point l'intention du Chirurgien, & ne ſatisfait point à l'attente du malade (*a*).

Les Auteurs ſont en général très précis & très formels ſur les préceptes qu'ils nous ont donnés pour réduire convenablement un membre fracturé. Ils nous diſent qu'on doit faire l'extenſion lentement & par degrés, & qu'on doit la continuer juſqu'à ce que les bouts fracturés ſoient aſſez éloignés l'un & l'autre, pour qu'on puiſſe les placer dans leur ſituation naturelle, ſans riſque de rompre ou de faire éclater les aſpérités ou inégalités de l'os.

(*a*) « Les inſtruments propres à faire l'ex- » tenſion ſont de trois eſpeces. Premiérement, » les mains du Chirurgien ; ſecondement, » les liens & les lacs ; troiſiémement, les » machines inventées par les anciens & les » modernes. » WISEMAN.

L'usage & l'application des lacs, des ligatures, des machines, & autres instruments quelconques, produisent un degré de force bien plus considérable que les mains du Chirurgien : degré de force qui devient inutile pour la réduction d'une fracture, si l'on a soin de placer le membre fracturé convenablement, & qui même peut devenir très dangereux, suivant la nature des circonstances. Enfin cette force, quelque grande qu'on la suppose, cesse de produire son effet tout aussi-tôt qu'on cesse de l'employer : ce qui ne peut être avantageux que dans quelques cas particuliers où les circonstances sont favorables.

Il y a des exemples de convulsions, de muscles déchirés, & d'autres accidents survenus après une forte extension pour réduire des fractures simples, mais d'une mauvaise espece. Voyez dans les anciens Auteurs, & sur-tout dans Galien & Albucasis, les précautions que l'on doit prendre à ce sujet.

Tous ces préceptes, ainsi que plusieurs autres qui se trouvent dans les Traités de Médecine & de Chirurgie, paroissent très solides & très excellents dans les livres, mais ils sont bien souvent impraticables au lit des malades. Pour continuer l'exrension jusqu'à ce que les bouts fracturés soient à une certaine distance l'un de l'autre, & dans une ligne droite, il faut employer un degré de force très considérable. Une telle violence doit, non seulement rendre le membre fracturé plus long que celui qui est sain, & qu'il ne peut l'être naturellement; & l'on conseille de faire cette extension tandis que le membre est situé de maniere à pouvoir allonger les muscles, & les faire céder à ces forces extensives. Mais sans parler du danger qu'il y a que les pointes ou aspérités de l'os ne blessent les muscles qui entourent la fracture, & sans faire mention de la douleur & des accidents de pareilles blessures faites à des muscles qui sont dans une extension si forte, qu'elle doit néceſſairement augmenter la dilacération de ces mêmes muſcles, ſuite néceſſaire de la fracture; enfin, ſans parler de toutes ces circonſtances accidentelles, peut-on ſe ſervir d'une telle méthode pour toutes les fractures, ou du moins pour le plus grand nombre? Ce procédé peut-il être employé convenablement par un homme groſſier, inattentif & ignorant? Mais, que ce ſoit un tel homme ou tout autre qui agiſſe ainſi, ne s'enſuit-il pas ordinairement de la douleur, de la tuméfaction, de l'inflammation & une extravaſation, accidents que l'on a ſoin d'attribuer à la nature de la fracture, qui, dit-on, les produit inévitablement? Mais enfin, ſuppoſons qu'on s'y prenne plus méthodiquement & avec moins de violence, cette maniere de procéder à la réduction remplira-t-elle l'effet qu'on ſe propoſe d'obtenir? Eſt-il poſſible que la coaptation s'en faſſe mieux, ſi la fracture eſt oblique ou avec éclat?

D'où naiſſent tous ces accidents?

D'où dépend la difficulté que l'on éprouve si souvent à réduire les fractures, & à les maintenir réduites ?

Pour en bien connoître la cause, examinons ce que l'on entend par le mot d'extension & de contre-extension, & recherchons pourquoi ces deux actions sont nécessaires : car si la douleur & le défaut de succès en dépendent en grande partie, & qu'on puisse sans préjudice s'abstenir de ces deux opérations, ou du moins les perfectionner, nous pourrons nous estimer heureux par l'occasion que nous aurons de nous corriger de notre erreur.

Une fracture simple, considérée en elle-même, n'exige point qu'on fasse d'extension ni de contre-extension. Les bouts fracturés d'un ou de plusieurs os n'ont par eux-mêmes aucun mouvement, & ils resteroient toujours dans l'inaction, si quelque puissance ne les faisoit mouvoir. Ils ne résistent point, & ne peuvent résister par eux-mêmes, quand on les fait mouvoir, à moins que, par une cauſe accidentelle, les inégalités de la fracture ne ſe correſpondent mutuellement de maniere à ne permettre aucun mouvement : & lorſqu'une fois le Chirurgien les a parfaitement bien réduits & mis de niveau, ils y reſteront d'eux-mêmes pour toujours. Mais pour quelle raiſon les os fracturés ſouffrent-ils donc un déplacement plus ou moins grand ? Pourquoi un membre fracturé eſt-il preſque toujours plus court que celui du côté oppoſé ? D'où dépend la réſiſtance que l'on éprouve toujours pendant la réduction d'une fracture ? Pourquoi, après la réduction faite ſuivant la méthode ordinaire, les bouts fracturés ſe déplacent ils quelquefois, au point qu'il en réſulte claudication & difformité ? Enfin, quelles ſont les puiſſances qui agiſſent ſur les os, les font mouvoir, & produiſent par ces mouvements toutes ces ſuites malheureuſes des fractures ?

Ce ſont les muſcles ; il n'y a point dans le corps humain d'autres forces motrices qu'eux. C'est par l'action qu'ils exercent sur les os que s'exécutent tous les mouvements qui ne peuvent se faire sans eux : & quoique tous les os, lorsqu'ils sont fracturés, se déplacent de façon que le membre s'accourcit, cependant on trouvera toujours que, suivant que les muscles qui environnent un os, ou qui s'y attachent, sont forts ou nombreux, ou déterminés à se contracter par un spasme ou par inadvertance, le déplacement sera plus ou moins considérable. La surface unie & polie que présentent les bouts fracturés du *tibia*, lorsque le *péroné* est resté dans son entier & que les muscles ne peuvent agir sur l'os fracturé ; sa difformité visible, & qui suit de près la fracture des deux os de la jambe faite dans le même endroit, parceque les muscles peuvent agir sur la fracture & la déplacer ; la grande difficulté que l'on éprouve ordinairement à réduire une fracture de la cuisse, & à affronter convenablement les deux bouts fracturés, pour les maintenir bien réduits, & pour empêcher que le membre ne devienne plus court que l'autre ; tout cela, dis-je, démontre, d'une maniere convaincante, la vérité de ce que je viens d'exposer.

Ainsi ce sont les muscles seuls qui causent toute la difficulté que l'on éprouve en faisant l'extension, & c'est uniquement la résistance de ces mêmes muscles qui nous donne souvent tant de peine à remettre un os fracturé dans sa situation naturelle.

Considérons maintenant qu'est-ce qui donne à un muscle, ou aux muscles principaux d'un membre, cette puissance rétractive par laquelle ils résistent à une force extérieure employée pour les tendre & les allonger : car quelle qu'en soit la cause, on verra que c'est toujours d'elle que dépend la résistance plus ou moins grande que l'on éprouve en réduisant une fracture.

Cela ne depend-il pas nécessairement de ce que l'on met les muscles dans un état de tenſion, ou du moins dans un état qui en approche beaucoup? Ou, en d'autres termes, la poſition du membre, qui met néceſſairement les muſcles dans la tenſion, ne les détermine-t-elle pas à ſe contracter fortement, & à exercer toute leur réſiſtance? Je ne crois pas qu'on puiſſe nier cette propoſition. D'un autre côté, quel eſt l'état ou la poſition d'un muſcle qui eſt le plus propre à empêcher ſon action, ou à le priver de la plus grande partie de ſa réſiſtance? Ou bien, quelle eſt la poſition du membre qui, dans le cas de fracture, rendra les muſcles incapables d'agir & de déplacer les bouts fracturés, & qui diminuera conſidérablement cette réſiſtance qu'offrent les muſcles quand on eſſaie la réduction? N'eſt-il pas viſible qu'en mettant le membre fracturé dans une poſition telle, que tous les muſcles de cette partie ſoient dans le relâchement, on obtiendra l'effet deſiré? Rien n'eſt plus évident. Si l'on convient de cette vérité, n'est-il pas démontré qu'une telle situation du membre fracturé sera la plus favorable pour faire la réduction ; c'est-à-dire qu'il faut situer le membre de maniere que les muscles résistent le moins qu'il est possible, sans être exposés à aucune lésion de la part des inégalités de l'os & des forces extérieures : situation dans laquelle l'os fracturé sera réduit fort aisément, le malade étant exempt de douleurs pendant la réduction, & par laquelle enfin on préviendra la difformité du membre. Une légere attention à ce qui arrive fréquemment servira peut-être à éclairer & à confirmer cette doctrine, beaucoup mieux que ne le feroit une simple assertion.

Pourquoi le Chirurgien le moins exercé réduit-il une fracture du bras sans beaucoup de peine, & sans employer une forte extension ? N'est-ce pas parce que le malade & le Chirurgien concourent à mettre le bras fracturé en flexion, & à en relâcher par conséquent tous les muſcles ? Et n'eſt-ce pas pour la même raiſon que nous voyons rarement qu'il reſte une difformité après une fracture du bras ? Mais eſſayez de réduire cette même fracture, le bras étant étendu & éloigné du corps, & la difficulté de la réduction augmentera : laiſſez le membre dans cette poſition pendant toute la cure, la fracture ſe déplacera & ſera mal réunie.

Faites le même raiſonnement par rapport aux fractures du fémur, qui eſtropient ordinairement les malades, & cauſent tant de diſgraces au Chirurgien.

Ce raiſonnement ne ſera-t-il pas encore plus concluant, à proportion que les muſcles ſeront plus forts & plus nombreux ? Je demande à celui qui a eu occaſion de voir beaucoup d'accidents de cette eſpece, quelle eſt la poſture que tient ordinairement celui qui vient de ſe caſſer la cuiſſe, pour ſe ſoulager & diminuer ſes douleurs, en attendant qu'on vienne le ſecourir.

Étend-il la cuisse & la jambe ? les met-il dans une position droite & horizontale, en s'appuyant sur le talon & le mollet ? Non certainement. Au contraire, il plie presque toujours le genou, fléchit la jambe, & tient sa cuisse fracturée en dehors. Il est visible que cette situation est la plus commode.

C'est par défaut d'attention, ou parcequ'on n'a pas compris ces principes évidents par eux-mêmes, qu'on expose les malades à plusieurs inconvenients présents & à venir.

C'est une maxime universellement reçue, qu'un membre fracturé peut être dans un état qui ne permet pas qu'on fasse l'extension nécessaire pour la réduction. Lors, par exemple, que le malade reste absolument sans secours dans le moment de l'accident ; ou bien lorsque ceux qui le transportent à sa maison le font si rudement & si maladroitement, qu'ils fatiguent & meurtrissent la partie fracturée ; on enfin lorsque le malade est ivre, obstiné, capricieux, il arrive que le membre a été tellement ſecoué & dérangé, qu'il ſurvient de la douleur, du gonflement & de l'inflammation, qui empêchent qu'on ne puiſſe faire l'extenſion néceſſaire.

Telle eſt, dis-je, la maxime générale; & elle eſt aſſurément fondée ſur de très bons principes. Mais quelle eſt la pratique ordinaire en pareil cas? On étend le membre fracturé, on le place horizontalement, & on l'affermit dans cette ſituation; enſuite on tâche de diſſiper la tenſion & le gonflement par des fomentations, des cataplaſmes, &c. Or, ſi l'on fait réflexion que le gonflement, la dureté & l'inflammation des muſcles, rendent l'extenſion impraticable, il eſt certainement très manifeſte que cette poſition du membre, qui tiraille & allonge néceſſairement ces mêmes muſcles, ne peut accomplir convenablement ce que l'on ſe propoſe de faire. D'après un pareil traitement, on emploie un temps conſidérable à diſſiper

dissiper la tension, & autres accidents primitifs. Ce temps est quelquefois si long, que la coaptation ou réduction parfaite de la fracture devient ensuite impraticable; & cette prétendue impossibilité de pouvoir réduire convenablement la fracture à cause des accidents, sert d'excuse contre la difformité inévitable.

Quelle conduite devons-nous tenir dans une pareille circonstance? La nature du mal indique elle-même le remede. L'extension est pernicieuse: la situation droite de la cuisse ou de la jambe donne au membre un degré d'extension qui augmente encore, en ce que les muscles sont, dans ces circonstances, moins susceptibles d'être étendus & allongés. Le remede à tout cela est de faire changer de situation, ou plutôt de placer le membre fracturé de maniere que les muscles soient dans le relâchement. Cette position dissipera la tension, le gonflement; la réduction sera plus facile & plus prompte. On ne ſera point obligé d'employer beaucoup de temps à calmer les accidents qui empêchent la réduction ; car, quoi qu'on puiſſe dire, il eſt certain qu'un os fracturé ne ſauroit être réduit trop promptement, comme il eſt aiſé de s'en convaincre, en conſidérant l'état où ſe trouvent les muſcles, les tendons, les membranes, & la ſubſtance médullaire dans un os fracturé & non réduit. N'eſt-il pas abſolument vrai que, ſi la nature de la fracture, la tenſion & la tumeur ne permettent pas aux muſcles de pouvoir être allongés ſuffiſamment pour réduire l'os fracturé ſans cauſer de grandes douleurs, & ſans exciter des accidents fâcheux, plus la poſition du membre mettra ces mêmes muſcles dans un état de tenſion, moins il y aura lieu de croire que les accidents diminueront ? Ils perſévéreront toujours, avant que le calme & le changement que l'on deſire & que l'on attend puiſſent arriver. Par conſéquent, tandis que l'on tâche de remplir cette indication par tous les moyens possibles, la position du membre doit sans doute y contribuer, & ne pas y être opposée. Enfin, si l'épreuve du changement de position est suivie de succès, les objections que l'on a coutume de faire contre une prompte réduction, à cause de la tension, du gonflement, &c. tombent d'elles-mêmes; & la fracture peut être réduite tout aussi bien immédiatement après l'accident, que long-temps après.

L'extension étant faite, & les bouts de l'os fracturé étant mis de niveau, autant que la nature de la fracture peut le permettre, il faut ensuite faire l'application de quelque médicament sur le membre, & principalement dans l'endroit de la fracture. Chaque praticien agit différemment dans cette occasion. Quelques-uns se servent d'une emplâtre tenace, agglutinative; d'autres, d'un ciroëne. Les uns appliquent un mêlange d'esprit-de-vin, d'huile, de vinaigre & de blanc d'œufs; les autres emploient l'esprit de minderetus, ou une solution de sel ammoniac dans de l'eau & du vinaigre, ou enfin quelque autre topique de même nature.

On ne peut désapprouver l'application du ciroëne, pourvu qu'il ne s'attache pas trop à la peau, & qu'il n'y cause pas d'irritation. Il en est de même des autres topiques; ils n'ont rien de mauvais par eux-mêmes, excepté l'emplâtre agglutinative, dont l'usage est pernicieux. L'intention que l'on a, ou que l'on doit avoir, en se servant d'un médicament topique pour une fracture, est de réprimer l'inflammation, de résoudre le sang épanché, de rendre la peau lâche & perspirable, d'assujettir les extrémités fracturées sans trop comprimer, &, s'il est possible, de prévenir en même temps la démangeaison, l'érésipelle, ou toute autre éruption cutanée. Les emplâtres agglutinatives, de quelque espece qu'elles soient, bien loin de remplir ces indications, s'y opposent au contraire visiblement, & produisent des inconvénients qu'il faut éviter. Elles empêchent la transpiration, échauffent la peau, excitent des démangeaisons, des boutons & de l'inflammation : & si, par quelque cause que ce soit, le membre est disposé à se tuméfier, & qu'on enveloppe tout le lieu fracturé avec un pareil topique, il occasionnera un étranglement douloureux & dangereux, en serrant plus que ne feroit un bandage roulé, bien loin de relâcher la partie, comme il convient. A l'Hôpital de Saint-Barthelemi, nous nous servons d'un cérat fait avec une solution de litharge dans le vinaigre, du savon, de l'huile & de la cire : la consistance de ce cérat est telle, qu'on peut l'étendre sans le faire chauffer.

Ce topique dissipe l'inflammation, n'est point emplastique, s'enleve aisément & proprement, n'irrite point la peau, & ne cause ni herpes ni érésipelle. Mais, quelle que soit la forme

& la composition du médicament que l'on applique sur un membre fracturé, il est important que ce topique puisse être renouvellé & changé aussi souvent qu'il est nécessaire, sans remuer le membre en aucune façon. Il est certain que quand une fracture de la jambe ou de la cuisse a été parfaitement réduite, & qu'on a situé le membre convenablement sur un oreiller, on ne doit jamais le remuer ou le mouvoir sans nécessité, jusqu'à ce que le cal soit parfaitement formé : & il est de fait, qu'il est rarement nécessaire de mouvoir le membre. Cette conduite paroîtra peut-être étrange à ceux qui ont coutume de panser une fracture simple avec un bandage roulé, & qui par conséquent changent le membre de situation tous les trois ou quatre jours, afin de renouveller l'appareil. C'est uniquement l'espece de bandage dont on se sert, & non pas la fracture considérée en elle-même, qui nécessite à faire faire au membre tous ces mouvements, qui certainement ne contribuent pas au bien-être du malade. On conviendra aisément que quand un membre fracturé a été situé dans la meilleure position possible, on ne peut rendre cette situation encore meilleure, en levant souvent la partie malade pour la replacer ensuite. De là il suit qu'un appareil qui oblige le Chirurgien à déranger souvent la fracture, ne peut être aussi bon que celui qui n'oblige pas à faire tous ces mouvements, sur-tout lorsque ce dernier remplit toutes les indications curatives aussi bien que le premier appareil. La vérité de ce que j'avance sera sensible & convaincante pour ceux qui connoîtront la méthode dont on se sert à l'Hôpital de Saint-Barthelemi pour traiter les fractures simples. Après avoir appliqué un topique convenable, il faut ensuite mettre un bandage. Celui dont les anciens se servoient, & dont la plupart des praticiens modernes font encore usage, est le bandage roulé. Sa longueur est différente, ſuivant le choix du Chirurgien: ſa forme varie auſſi. On peut le faire d'une, de deux ou de trois pieces. Hippocrate ſe ſervoit de trois bandes, Celſe en employoit ſix; mais aujourd'hui on ne ſe ſert communément que d'une (*a*). Avec ce bandage, on ſe propoſe de remplir trois intentions; ſavoir, de maintenir la fracture réduite, de prévenir ou de diſſiper la fluxion, & de régler & contenir la matiere du cal (*b*). Mais quiconque

---

(*a*) Voyez à ce ſujet Fabrice d'Aquapendente, Wiſeman, Scultet, Fabrice de Hilden, Petit, Duverney.

(*b*) « On applique la premiere ſur l'endroit » même de la fracture; ſon milieu doit répondre au centre. On fait trois tours circulaires; ce qui ſert à affermir cet endroit, » qui eſt le ſeul qui ait beſoin d'être aſſujetti, » comme étant le ſeul qui peut ſe déranger, » *& à contenir le ſuc nourricier, & empêcher* » *qu'il ne s'échappe trop abondamment & trop* » *irrégulièrement à l'entour de la fracture: ce* » *qui feroit un cal très difforme.* DUVERNEY.

réfléchira férieufement fur cette matiere, fera bientôt convaincu que, malgré la néceffité d'appliquer un bandage quelconque dans les fractures fimples, pour donner une forte de fermeté au membre, & pour contenir les médicaments dont on fe fert en pareil cas, néanmoins un bandage, quel qu'il foit, ne remplit pas exactement les trois intentions dont nous venons de faire mention. C'eft pourquoi, fi un pareil bandage n'eft pas un moyen principal, effentiel, mais feulement acceffoire, & fur lequel on ne peut compter que foiblement pour le traitement des fractures, il s'enfuit qu'un bandage qu'il eft difficile d'appliquer avec exactitude & précifion, qui fe relâche & fe dérange promptement, qui a fouvent befoin d'être renouvellé, & qui par-là produit de la douleur & gêne le malade, eft néceffairement plus incommode & moins bon qu'un autre bandage dont l'application eft aifée à faire, moins fujet à fe déranger, &

que l'on peut appliquer ſans remuer le membre.

Anciennement, quand on appliquoit le bandage roulé pour une fracture ſimple de la jambe ou de la cuiſſe, on faiſoit d'abord quatre ou cinq tours ſur la fracture, & enſuite on continuoit l'application du bandage ſupérieurement & inférieurement, juſqu'à ce que le membre fût enveloppé convenablement (*a*). On ſe propoſoit par là de remplir deux indications : la premiere, de maintenir en ſituation les bouts fracturés ; la ſeconde, de prévenir la fluxion. Les praticiens modernes, quoiqu'ils ſe propoſent le même objet, appliquent ordinairement la bande en commençant par l'extrémité inférieure du membre, & finiſſant par l'extrémité ſupérieure.

Soit qu'on ſuive l'ancienne ou la nouvelle méthode, ſoit qu'on ſe ſerve

---

(*a*) Voyez à cette occaſion Fabrice d'Aquapendente, & Wiſeman.

d'une ou de plusieurs bandes, l'application s'en fait pendant que des aides tiennent le membre dans l'extension, comme il y étoit lorsqu'on faisoit la réduction ; de sorte que tout l'appareil est appliqué avant que la jambe soit posée sur un oreiller. Pendant tout ce temps, si, par la situation gênante du Chirurgien, ou par celle de ses aides (*a*), ou par le manque d'adresse & de force, l'exacte position du membre est changée & dérangée, les bouts fracturés se déplaceront de nouveau ; le bandage, au lieu d'être utile, deviendra préjudiciable, en comprimant

---

(*a*) Le temps fort long que quelques Chirurgiens mettent à réduire & à panser une fracture, augmente l'attitude gênante & fatigante des aides, & en fait un objet d'importance. La bonne coaptation de la fracture dépend autant, & même plus de ces aides, que du Chirurgien qui opere. Si l'aide qui tient le pied vacille & chancelle, il est impossible qu'on puisse réduire convenablement la fracture avec un pareil secours.

fortement les inégalités de la fracture : ajoutez encore que si la bande n'est pas appliquée proprement & avec adresse, sur-tout à la jambe, il en résulte un bandage inégal & fort mauvais.

Ces objections, quoique justes, ne sont pas les seules que l'on puisse faire contre l'usage du bandage roulé dans le cas d'une fracture simple de la jambe ou de la cuisse : car, comme je l'ai déja dit, ce bandage doit être renouvellé même plus d'une fois dans un espace de temps fort court, & pendant que les parties qui avoisinent la fracture sont dans un état de douleur & de tension extrême. Ce changement d'appareil ne peut se faire sans soulever & ôter le membre de dessus l'oreiller, & sans le faire tenir par des aides, & par conséquent, sans courir le risque de déplacer la fracture : les douleurs du malade se renouvellent chaque fois qu'on répete ce pansement, qui doit se faire tous les quatre ou cinq jours ; ce qui devient une objection très forte contre l'usage du bandage roulé, même appliqué avec toute l'adresse possible. Combien ne sera-t-il donc pas encore plus nuisible, s'il est appliqué par une personne peu exercée!

Ceux qui croient pouvoir prévenir & empêcher la fluxion & le gonflement du membre fracturé, en se servant du bandage roulé, n'ont pas d'idées nettes de ce qu'ils disent, ou sont dans une erreur grossiere.

Si les aspérités de la fracture, ou les esquilles, ont piqué ou déchiré les muscles & les membranes, ou si ce malheur est arrivé par l'inadvertance ou l'indiscrétion du malade, ou de ceux qui ont aidé à le transporter à sa maison après l'accident; ou enfin, si c'est l'effet de la violence qu'on a employée pour faire l'extension & la réduction de la fracture, il en résultera de l'inflammation, de la douleur & du gonflement. Ces accidents continueront pendant quelque temps, plus ou moins, suivant la diversité des circonstances.

Les évacuations, le repos, une bonne position du membre, serviront à calmer ces symptomes & à les dissiper. Le bandage, dans ce cas, ne peut servir qu'à maintenir convenablement les médicaments appliqués sur le membre fracturé ; & si, pour le faire, on se sert d'une bande roulée, c'est visiblement s'opposer aux indications curatives, par la nécessité où l'on est de rappliquer souvent cette bande : ce qui ne peut se faire sans déranger la fracture.

Les anciens Auteurs sont en général très précis sur le temps que le bandage roulé doit rester appliqué sans être renouvellé. Ils ont même dit combien de fois il convient de le changer pendant les quinze premiers jours (*a*).

(*a*) « Tertio die a deligatione facta, Hippocrates fascias resolvit, &c. Factâ bonâ » deligaturâ & pruritu non infectante, a tertio » usque ad septimum oportet ægrum deligatum » detinere...... Septimo membrum rursus

Cette exactitude n'eſt point du tout néceſſaire. Si l'on ſuppoſe que le bandage eſt abſolument utile, il eſt clair qu'on doit le renouveller ou le rajuſter auſſi ſouvent qu'il ceſſe de remplir l'indication qu'on ſe propoſe d'obtenir en s'en ſervant, ou toutes les fois qu'il s'oppoſera manifeſtement à l'objet qu'on a en vue; c'eſt à-dire, lorſqu'il ſe relâchera jusqu'au point de ne plus contenir la fracture, ou lorſque le membre ſera tellement tuméfié, qu'il y auroit à craindre qu'un pareil bandage roulé n'augmentât, par un étranglement ultérieur, la tuméfaction. Le premier cas arrive ordinairement tous les quatre ou cinq jours; & le ſecond n'a lieu communément que dans la premiere ſemaine.

On trouve encore dans les Ouvrages de ceux qui ont écrit ſur les fractures, les ſignes des bons & des mauvais effets

---

» ſolvendum, perfundendum aquâ tepidâ, & » ligandum. »

FAB. AB AQUAPENDENTE.

de l'application du bandage. Ces Auteurs nous disent que lorsque la partie inférieure du membre n'est point du tout enflée, c'est une marque que la bande n'est point assez serrée, & ne contient pas la fracture; & qu'au contraire elle est trop serrée, lorsqu'il y a beaucoup de gonflement, de tension & d'inflammation. Enfin on est certain, disent-ils, que le bandage est bien appliqué, lorsqu'il ne paroît qu'un léger gonflement (*a*).

(*a*) Voyez à ce sujet Fabrice d'Aquapendente, qui rapporte le sentiment d'Hippocrate & de Celse.

« Terminus in stringendo debet esse bona » laborantis tolerantia : ut deligatum leviter » premat, & sic tum contineat & stabiliat » fracturam, tum humores exprimat. Sunt » etiam alia hujus signa quæ altero die appa» rent; si enim æger eo die quo deligatus sen» tiat se valentius stringi, postero verò die » tumor laxus, mollis & parvus appareat, » bona est deligatio, quia jam humores a » parte fracta sunt expressi. Si verò aut nullus » tumor aut magnus & durus postridiè in manu

En conséquence de ces préceptes, la plupart des praticiens s'occupent beaucoup plus de ce degré convenable de tuméfaction, que de la véritable & bonne position qu'il convient de donner au membre : ils ne peuvent se persuader que les choses puissent être en mauvais état avec une telle apparence. Cependant, s'ils vouloient prendre la peine de réfléchir, ils seroient convaincus que ce léger gonflement n'est pas toujours un signe salutaire, qu'il indique un dérangement dans la circulation, & ne peut être d'aucune utilité, & qu'étant par conséquent l'effet du bandage, ce bandage est nécessairement défectueux en lui-même.

La troisieme intention que l'on se

» vel pede appareat, prava est deligatura, » quia illa non continet : hæc verò nimis arcta » est & inflammationem movet. Id notandum » scias, magis stringi debere in parte fracta, » quàm alibi, ut pars fracta magis illæsa » servetur ab humorum defluxu. »

propoſe, en ſe ſervant du bandage roulé, eſt de régler & de reſtreindre le cal.

Si nous voulions nous former une idée du cal d'après ce que la plupart des Auteurs ont dit ſur cette matiere, nous devrions ſuppoſer que c'eſt un ſuc particulier qui eſt non ſeulement toujours prêt & diſpoſé convenablement pour la réunion des fractures, mais encore, que ſi on ne le réprime & ſi on ne le regle pas ſelon l'art, il s'amaſſeroit en ſi grande quantité, qu'il s'enſuivroit douleur & difformité. Si nous en croyons ces mêmes Auteurs, il y a des remedes ſpécifiques qui font croître & diminuer le cal, qui, pour être bien réglé & diſpoſé, exige toujours la main & l'action du Chirurgien. Il eſt certain que le cal, bien loin d'être un ſuc particulier, eſt au contraire formé par tous les ſucs qui circulent dans l'os pour ſa nourriture. C'eſt une eſpece de fluide gélatineux, qui ſert à réunir les fractures, mais qui n'a pas beſoin d'être réglé, conduit, dirigé, & que l'art ne peut nullement disposer de cette sorte. Il est vrai qu'il cause quelquefois une tuméfaction, de la difformité & l'impuissance du membre; mais cela ne dépend pas de l'abondance ou superfluité de ce suc : c'est au contraire toujours l'effet de la nature de la fracture, des aspérités ou inégalirés de l'os, dont les bouts ne sont pas bien affrontés & dans un contact mutuel; & dans ce cas un Chirurgien n'est pas autrement blâmable, qu'autant qu'il dépendoit ou ne dépendoit pas de lui de pouvoir mieux réduire la fracture. C'est l'inégalité de la fracture qui fait voir un cal trop abondant & apparent; c'est une tumeur qu'on trouve, au lieu d'une simple réunion. Lorsqu'un os a été fracturé transversalement, & que par conséquent les aspérités ou inégalités de l'os ne sont pas bien considérables, si la réduction a été bien faite, & qu'on ait employé les moyens convenables & nécessaires pour maintenir dans une coaptation parfaite les parties divisées, elles s'uniront par l'intervention des sucs qui circulent dans le tissu de l'os, tout aussi bien que les parties molles, en accordant seulement un plus grand espace de temps, à cause du tissu & de la consistance différente des parties. Quand la réunion d'un os fracturé, dans de semblables circonstances, est faite, l'endroit de cette réunion sera presque imperceptible; il n'y aura ni difformité ni claudication. On appercera cependant l'endroit où étoit la fracture, ce qui paroîtra à peu près comme la trace d'une cicatrice dans une partie molle; mais le cal ne sera point rédondant, parcequ'effectivement cela n'est pas nécessaire, & le Chirurgien n'aura pas été dans l'obligation de le réprimer & de le diriger convenablement. Mais dans une fracture oblique ou très inégale, & qui ne permet pas qu'on puisse faire une exacte coaptation, ou en supposant qu'on ait pu faire cette coaptation, si elle n'a pas été faite convenablement, s'il y a eu des spasmes, des convulsions, si l'on n'a pas donné au membre une bonne position, si, par inadvertance, ou par la négligence du malade, les os se sont dérangés ; dans tous ces cas, la surface du membre sera très inégale, avec élévation d'une part & dépression de l'autre : les sucs qui circulent dans la substance de l'os ne pourront accomplir la réunion en même quantité, dans le même temps, ni de la même maniere. Les parties fracturées n'étant pas exactement affrontées l'une contre l'autre, n'auront pas la même aptitude à se réunir : & suivant que la coaptation aura été plus ou moins parfaite, c'est à dire, suivant que les bouts fracturés auront été placés plus ou moins vis-à vis l'un de l'autre dans un contact réciproque, il en résultera une égale difformité, laquelle sera très considérable, si la fracture n'a pas été du tout réduite ; car alors les extrémités fracturées s'uniront de côte, ou chevaucheront l'une ſur l'autre. La raiſon de tout ce que je dis eſt ſi ſenſible, ſans avoir recours au cal ou à un ſuc particulier, que je croirois ennuyer le Lecteur, ſi je cherchois à l'inſtruire plus amplement ſur cette matiere (*a*). Le perioſte, qui recouvre l'endroit fracturé, reſte pendant quelque temps un peu plus épais. On diſtingue une roideur & un peu de gonflement; mais cela ſe diſſipe avec le temps, & par l'action des muſcles.

En un mot, les idées qu'on a eues ſur le cal, conſidéré comme un ſuc particulier dont l'abondance exceſſive a beſoin d'être réprimée par l'art, ont égaré pluſieurs praticiens : & cette doctrine a encore ſervi à couvrir l'ignorance & la négligence de quelques-uns.

(*a*) Au ſujet du cal, l'Editeur du *Traité des Maladies des Os*, de Duverney, rapporte une obſervation de Galien, qu'il paroît adopter, ſur un cal qui, dans un cas particulier, étoit ſi abondant, qu'il tranſſudoit à travers la peau, & mouilloit conſtamment l'appareil.

Quand un malade eſt reſté difforme ou eſtropié par l'une ou l'autre de ces deux cauſes, plutôt que par la nature & les circonſtances de la fracture, on n'a pas manqué de rejetter ſur le cal la cauſe de la difformité : on a accuſé la trop grande abondance de ce ſuc gélatineux, & on s'eſt ſervi de ce prétexte pour maſquer une ignorance groſſiere, ou une négligence impardonnable qui donnoit réellement lieu à cette difformité.

Le meilleur bandage qu'on puiſſe employer pour une fracture ſimple de la jambe ou de la cuiſſe, eſt celui qu'on appelle communément bandage à dix-huit chefs, ou plutôt, un autre qui ſeroit conſtruit ſur le même principe, avec une légere différence dans la diſpoſition des pieces qui le compoſent. Le maniere ordinaire de faire ce bandage eſt que les chefs qui doivent envelopper le membre faſſent un angle droit avec ceux qui s'étendent en long au deſſous : mais ſi ces chefs ſont arrangés de façon qu'ils faſſent un angle aigu, ils ſe croiſeront les uns ſur les autres obliquement, & par-là auront plus de grace & ſeront mieux affermis. Il n'y a perſonne qui ne ſente que, dans les fractures compoſées, cette eſpece de bandage eſt préférable au bandage roulé, & cela pour des raiſons ſenſibles & évidentes, mais eſſentiellement parcequ'il n'eſt pas néceſſaire de ſoulever le membre & de le remuer à chaque panſement, lorſqu'il faut rajuſter ce bandage quand il eſt relâché.

La douleur qui réſulte du dérangement ou du mouvement d'une fracture compliquée, la circonſtance de la plaie, la grande mobilité des parties, toutes ces choſes déterminent aſſurément à panſer une telle fracture avec un bandage qui n'exige pas, pour ſon application, qu'on faſſe faire au membre aucun mouvement : mais je ne vois pas quelle néceſſité ou quelle utilité il y a de mouvoir le membre dans le cas d'une

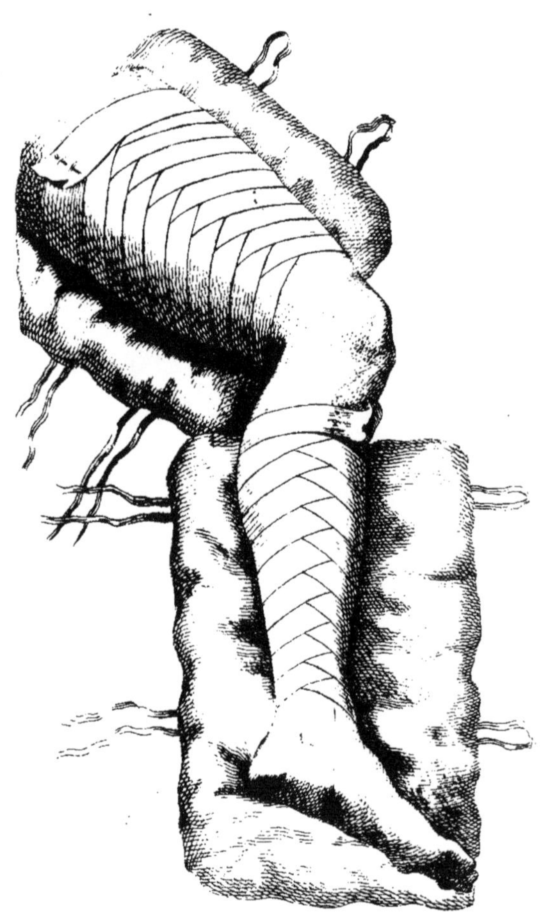

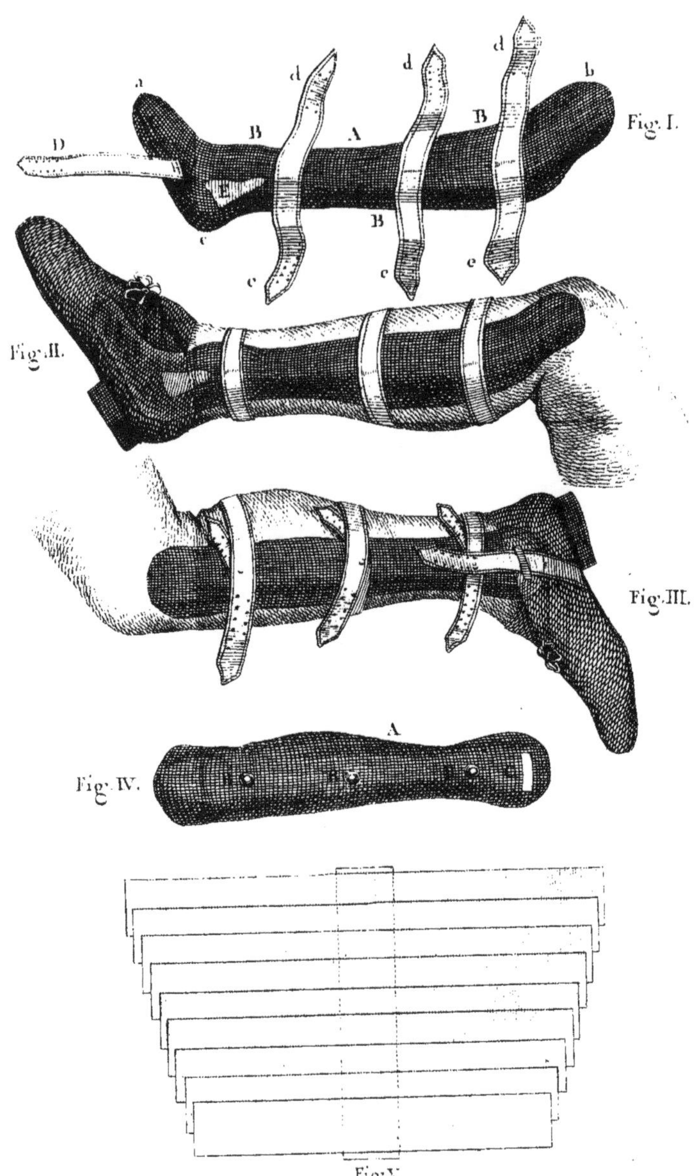
a
d
d
d
b
B
A
B
Fig. I.
D
B
c
c
c
e
Fig. II.
Fig. III.
A
Fig. IV.
Fig. V.

d'une fracture ſimple. Quel bien en peut-il réſulter ? Quand une fracture a été bien réduite, & que le membre a été ſitué convenablement, eſt-il poſſible qu'on retire quelque avantage à le mouvoir ? Certainement on ne fait que multiplier les douleurs, & augmenter le mal. L'intention principale n'eſt-elle pas de procurer la réunion des bouts fracturés ? Eſt-ce en faiſant mouvoir le membre tous les deux ou trois jours, qu'on peut ſe flatter d'obtenir cette conſolidation ? N'eſt-ce pas au contraire un moyen propre à la retarder ? L'immobilité du membre n'eſt-elle pas auſſi néceſſaire pour procurer la réunion de l'os dans une fracture ſimple, que dans une fracture compliquée ? Il eſt vrai que, dans l'une, la plaie exige d'être panſée, & le mouvement qu'on fait faire au membre peut en géneral être ſuivi de douleurs beaucoup plus grandes que dans l'autre : mais dans la fracture ſimple, ce mouvement cauſe t-il du ſoulagement au malade, & la conſolidation s'en fait-elle plus promptement ?

Tous les avantages qu'on attribue au bandage roulé ſe retrouvent également dans celui que je viens de décrire : il eſt même encore plus profitable pour le malade, en ce qu'il n'eſt pas néceſſaire de ſoulever ou de remuer la jambe ou la cuiſſe pendant toute la cure, lorſqu'une fois le membre a été ſitué convenablement ſur l'oreiller. En un mot, pour ne parler ici que le langage de l'expérience, c'eſt la pratique que l'on ſuit conſtamment à l'Hôpital de Saint-Barthelemi avec tout le ſuccès poſſible. Nous nous ſervons toujours du bandage à dix-huit chefs, & nous ne remuons jamais le membre pour changer ou pour rajuſter ce bandage (*a*).

(*a*) Voyez à ce ſujet les raiſons & les différentes opinions des Praticiens François, dans le *Traité des Maladies des Os*, de Duverney.

Les pieces d'appareil pour une fracture ſimple, & qu'on applique après le bandage, ſont les attelles.

On les fait ordinairemenr de carton, de bois, ou de quelque autre matiere réſiſtante. On preſcrit de les appliquer ſuivant la longueur du membre : quelquefois on en met trois, quelquefois quatre, pour aſſurer & affermir davantage les os fracturés.

Il eſt certain que ces attelles peuvent être fort utiles ; mais l'utilité qu'on retire de leur application dépend beaucoup de la forme qu'on leur donne, & de la maniere dont on les applique.

Selon la pratique ordinaire, on ne les fait pas aſſez longues pour qu'elles puiſſent s'étendre ſupérieurement & inférieurement au delà du bandage roulé. Elles ne ſe prolongent point juſqu'à la jointure qui eſt au deſſus & au-deſſous de la fracture ; elles ſe bornent à quelques pouces au delà du lieu fracturé. Par exemple, dans la fracture de la jambe, elles ne vont pas juſqu'à la jointure du genou & du pied, elles agiſſent ſeulement ſur la fracture (*a*).

(*a*) Telle eſt la doctrine des anciens; elle a été univerſellement adoptée, & ſuivie très exactement. Ces premiers maîtres s'appercevant que des attelles de cette forme, & appliquées de cette maniere, excitoient de la douleur & de l'inflammation, défendoient de s'en ſervir avant le ſeptieme jour de la maladie, & n'en permettoient l'application que lorſque l'inflammation & les premiers accidents étoient paſſés.

Alors ils les appliquoient pour affermir la fracture, & par conſéquent les faiſoient fort courtes. Ils ont eu grand ſoin de recommander qu'on ne s'en ſervît, dans une fracture de la jambe, que dans le temps preſcrit, & de cette maniere. Ces attelles peuvent effectivement être fort utiles; mais ce ſera lorſqu'on les fera aſſez longues pour qu'elles s'étendent juſqu'au genou & aux chevilles incluſivement.

« Ferularum uſus idem eſt ac pannorum ad » fractum os continendum, ut maneat im» motum, etiamſi membrum univerſum mo» veatur. Jubet Hippocrates leves eſſe ferulas » & æquales & ad extrema reſimas, &c.

» Sed & *breviores ferulas* eſſe *præcipit* ipſa » vinctura, ne quando cutem proximam ten-

Appliquées de cette maniere & construites sur ce módele, elles n'agissent pas autrement que ne le feroient des compresses, & sur-tout des compresses faites d'une matiere absolument impropre. Tout le bien qu'elles peuvent produire, ainsi taillées & appliquées, peut certainement être obtenu d'une maniere plus avantageuse, en se servant d'une autre espece de compresses plus convenables, tandis que celles que je désapprouve auront tous les incon-

---

» tare valeant eminentem plerumque ob hu-
» mores receptos, quos fasciæ exturbant. Id
» quoque cavere oportet, ne ad ossium emi-
» nentias, quales in ima tibia & sura sunt,
» ferulæ pertingant, &c. »

ORIBASIUS, *de Fracturis.*

« Sed hoc tempore, post septimum diem,
» vice plagularum oportet ferulas apponere.
» His utebatur Hippocrates demum post
» septimum diem : quia ante septimum magis
» urgebat intentio arcendæ inflammationis,
» quàm intentio stabiliendi fracturam ; post
» septimum autem contrà accidit. »

FABRIC. AB AQUAPENDENTE.

vénients d'une compreſſe dure, qui réſiſte fortement & qui eſt mal appliquée.

L'uſage véritable des attelles eſt de maintenir tout le membre dans l'immobilité, ſans comprimer la fracture en aucune maniere. En rendant le membre immobile, elles cooperent puiſſamment à la curation, & favoriſent l'intention du Chirurgien ; & en comprimant le lieu fracturé, elles cauſent de la douleur & pluſieurs incommodités, ſans contribuer à la fermeté du membre.

Pour que les attelles puiſſent être d'une utilité réelle, elles s'étendront, pour la fracture de la jambe, au-deſſus du genou & au-deſſous des chevilles. On n'en mettra que deux, & on les garnira d'étoupes, de linges uſés ou de coton ; elles n'appuieront que ſur les jointures, & nullement ſur la fracture.

Par ce moyen elles deviendront très utiles : car une attelle ou compreſſe courte, qui ne s'étend qu'un peu au-dessus & au-dessous de la fracture sans se prolonger jusqu'aux deux articulations, est une absurdité ; &, ce qui est pis encore, c'est une absurdité nuisible & pernicieuse.

En appuyant sur les deux articulations, non seulement elles les affermissent, mais elles rendent encore le pied ferme & stable ; au lieu qu'en n'appuyant que sur la fracture, elles ne peuvent la maintenir en place pour peu que le pied se dérange. Alors elles occasionnent la difformité & causent de la douleur, en pressant fortement sur les parties qui couvrent & environnent la fracture, & sur les inégalités & aspérités de l'os.

Peut-être objectera-t-on que quoique des attelles courtes ne soutiennent point & n'affermissent point par elles-mêmes les deux jointures, &, par conséquent, tout le membre, on peut néanmoins remplir encore cette indication dans une fracture de la jambe, en se servant de fanons. Je réponds à cela, qu'alors ces attelles deviennent inutiles, & qu'il vaudroit mieux ne s'en pas servir du tout. On ne doit en faire usage que pour affermir le membre & le rendre stable; & si elles ne produisent point cet effet, elles ne font qu'embarrasser & multiplier les pieces d'appareil.

Dans une fracture de la cuisse, si le membre est dans l'extension, comme cela se pratique ordinairement, on mettra une attelle qui s'étendra depuis la hanche jusqu'à la malléole externe, & une autre plus courte, qui se prolongera depuis le pli de l'aine jusqu'à la malléole interne. Dans une fracture du tibia & du péroné, on ne mettra jamais plus de deux compresses ou attelles; l'une & l'autre s'étendront depuis le genou jusqu'aux malléoles. Je décrirai plus bas la maniere de les appliquer, lorsque l'on fait fléchir la jambe.

La situation du membre est, en effet, l'objet le plus essentiel du traitement des fractures. C'est de cette situation, bonne ou mauvaiſe, que dépendent le repos & la tranquillité du malade pendant toute la cure, & l'uſage libre du membre après la maladie. Si mon intention étoit d'approuver ou de décrire la méthode ordinaire de ſituer horizontalement & dans l'extenſion la jambe & la cuiſſe fracturées, ce ſeroit ici le lieu de parler des machines inventées par les anciens & les modernes pour retenir tout le membre dans l'extenſion, pour l'affermir, pour étendre & allonger conſtamment les muſcles qui entourent le membre fracturé, & enfin pour prévenir la difformité & le raccourciſſement.

Mais comme mon intention eſt de propoſer une ſituation que je crois préférable, & dans laquelle les boîtes, les cerceaux & autres machines deviennent inutiles, il ne me paroît pas néceſſaire d'en parler.

Conformément à cette nouvelle méthode, la cuiſſe & la jambe fracturées ſeront poſées ſur un oreiller dans la même ſituation où on les a miſes pour faire l'extenſion & la réduction, c'eſt-à-dire, le genou fléchi.

Je me ſuis ſi fort étendu ſur la tenſion & le relâchement des muſcles, en conſéquence de la ſituation que l'on doit donner au membre pour faire l'extenſion, que j'épargnerai au Lecteur & à moi-même la peine de répéter la même choſe, en le renvoyant à ce que j'en ai dit. Tout ce que j'ai avancé ſur l'extenſion & la réductiou du membre fracturé, & ſur la poſition qu'il doit avoir pendant cette opération, tout cela, dis-je, eſt également applicable & concluant pour la ſituation qu'on doit lui donner pendant la cure après la réduction. Tout ce qui facilite la coaptation & la réduction doit néceſſairement, par la même raiſon, ſoulager la partie malade détenue dans l'immobilité, conſerver au membre ſa rectitude, ſa forme naturelle & empêcher le déplacement. Le même principe a lieu dans l'un & l'autre cas : &

ſoit que la doctrine que j'expoſe ſoit bonne ou mauvaiſe en elle-même, tout eſt égal dans les deux circonſtances, c'eſt à-dire, dans la maniere de réduire la fracture, & dans celle de ſituer le membre après la réduction (*a*).

Dans une fracture de l'humerus, la ſeule poſition convenable que l'on puiſſe donner au malade eſt de faire plier le coude : cette poſition relâche néceſſairement tous les muſcles, & fait ceſſer la réſiſtance qu'ils oppoſeroient ſi l'avant-bras étoit tendu.

L'expérience journaliere démontre

(*a*) On a dit qu'en mettant un membre dans l'extenſion, les muſcles s'allongeoient & s'étendoient, & que, par ce moyen, ils s'oppoſoient au déplacement de la fracture, qu'ils affermiſſoient. Si le fait eſt vrai en général, combien de fois arrive-t-il que, dans dans cette ſituation, les os ſont plus expoſés à être déplacés ! Que de peines n'a-t-on pas pour les maintenir en place, ſur-tout lorſque les muſcles qui s'y attachent ſont forts & nombreux !

les avantages de cette méthode. Il est extrêmement rare de voir le membre difforme ou le malade estropié après une fracture de cette partie, malgré toutes les craintes que l'on a sur l'abondance & la rédondance du cal.

La difformité, qui est ordinairement la suite de la fracture des os de l'avant-bras, & sur-tout du radius, est plus ou moins grande, suivant que les muscles qui font la pronation & la supination seront mis dans un état de tension ou d'action plus ou moins considérable, par la position de cette partie.

Cela est encore plus visible dans la fracture du fémur, dont les muscles sont forts & nombreux.

L'extension du membre détermine la plus grande partie des muscles à se contracter. Cette action des muscles tire en haut la partie de l'os fracturé qui est près du genou, & en passant plus ou moins par dessous celle qui répond à la hanche, produit une inégalité, & fait faire une saillie à l'os dans l'endroit de la fracture : d'où suit le raccourcissement de la cuisse.

C'est la même chose dans la fracture des deux os de la jambe : la position droite du membre fait contracter les muscles, une flexion modérée du genou les relâche, & diminue leur tendance à se contracter (*a*).

C'est pourquoi la situation du cubitus fracturé doit être telle, que la main soit dans un état moyen entre la pronation & la supination, & les doigts légérement fléchis; le radius sera situé supérieurement, & le cubitus inférieurement : ou, en d'autres termes, la paume de la main sera appliquée sur la poitrine, le pouce en haut, le petit doigt en bas, & la main restera constamment dans cette situation par le

---

(*a*) Suivant que la fracture sera plus ou moins oblique, la vérité de cette doctrine, qui est fondée sur l'expérience, sera plus ou moins sensible & utile.

moyen de deux compresses ou attelles, qu'on passera latéralement depuis le coude jusqu'au bout des doigts. On peut encore remplir cette même indication, en suivant le procédé très simple & très ingénieux de M. Gooch de Norfolk. Sa méthode de panser ces sortes de fractures, & qu'il a rendu publique, est préférable à celle dans laquelle on se sert des compresses ordinaires, parceque, dans la sienne, les doigts sont pliés & retenus plus à l'aise.

Dans la fracture du fémur, le malade sera couché sur la partie latérale externe du côté fracturé, le corps appuyé sur le grand trochanter : le genou sera dans un état moyen entre la flexion & l'extension, ou à demi plié. La jambe & le pied seront de même situés sur le côté en dehors, & bien appuyés sur un oreiller, plus élevés que la cuisse. Une large attelle de sapin creusée & bien vuidée, & couverte de laine, de chiffons ou d'étoupes, sera placée ſous la cuiſſe (*a*) depuis le grand trochanter juſqu'au deſſous du genou. On en mettra une autre plus courte, qui s'étendra depuis le pli de l'aine juſqu'au deſſous du genou intérieurement, ou plutôt ſupérieurement dans cette poſition. On ſe ſervira du bandage à dix-huit chefs; & quand la fracture aura été réduite, & que le membre ſera ſitué, comme nous le diſons, ſur ſon oreiller, on ne le ſoulevera ni remuera nullement ſans néceſſité, juſqu'à ce que la fracture ſoit conſolidée. Dans la méthode que j'expoſe, il n'eſt point du tout néceſſaire de remuer le membre; la réunion ſe fera dans un eſpace de temps plus ou moins court, ſuivant que le membre aura été plus ou moins dérangé.

Dans la fracture du péroné ſeule-

(*a*) Si l'oreiller ſur lequel la cuiſſe fracturée eſt placée n'eſt pas trop épais, on pourra mettre l'attelle de ſapin ſur cet oreiller avec un égal avantage. Dans pluſieurs circonſtances, c'eſt la meilleure maniere d'en uſer.

ment, la poſition de la jambe n'eſt pas d'une ſi grande importance, parceque le tibia reſtant entier, l'extenſion devient inutile, & le membre conſerve ſa figure naturelle. Il faut cependant obſerver qu'en donnant même dans ce cas à la jambe la poſition que j'indique, au lieu de la faire appuyer ſur le mollet, cette ſituation ſera très avantageuſe: car le genou, reſtant modérément plié, pourra ſe fléchir & ſe mouvoir par la ſuite bien plus aiſément qu'il ne le fera, ſi l'on met la jambe dans l'extenſion. Le malade marchera plutôt & plus facilement, en ſuivant notre procédé.

Dans la fracture du tibia & du péroné, le genou ſera médiocrement plié, la cuiſſe, le corps & la jambe ſeront dans la même poſition que pour la fracture de la cuiſſe. Si l'on ſe ſert des attelles ordinaires, on en placera une ſous la jambe, qui s'étendra depuis le genou juſqu'au deſſous de la malléole, le pied étant bien appuyé ſur un oreiller, un traverſin ou autre choſe ſemblable ; & l'autre attelle, qui ſera de même longueur que la précédente, ſera placée ſupérieurement, comprenant de même les deux jointures. Cette diſpoſition des attelles doit toujours être obſervée, quant à leur longueur. Mais ſi l'on met la jambe en extenſion ſuivant la méthode ordinaire, les noms changent, parceque la poſture change auſſi. On nommera ce qui eſt inférieur dans un cas, extérieur dans l'autre ; & ce qui eſt ſupérieur dans l'un, intérieur dans l'autre (*a*).

Si l'on ſe ſert des attelles de M. Sharp, il y en a une qui eſt creuſée &

(*a*) Les Auteurs qui ont écrit ſur les fractures s'accordent tous à dire qu'il faut affermir le talon, & remplir le creux qui ſe remarque depuis le calcanéum juſqu'aux muſcles jumeaux. Cette précaution eſt, diſent-ils, néceſſaire pour éviter la douleur, l'excoriation & même les ulcérations qui arrivent lorſqu'on met la jambe dans l'extenſion, appuyée ſur le talon.

Pluſieurs Auteurs ont encore fait mention d'un accident qui arrive quelquefois dans les

prolongée pour mieux ſoutenir & affermir le pied & les malléoles.

Je crois m'être expliqué fort clairement. Je ſerois fâché de m'être trompé, parcequ'il me ſemble que la matiere que je traite eſt d'une grande importance. Si ce que j'ai dit eſt clair & intelligible, le Lecteur comprendra que, ſelon mon opinion, l'extenſion & la coaptation ſe feront beaucoup mieux & plus aiſément, que le malade ſouffrira beaucoup moins pendant ces opérations, & pendant tout le temps néceſſaire pour la conſolidation de la fracture de la jambe ou de la cuiſſe; que l'intention du Chirurgien & le deſir du malade s'accompliront plus heureuſement : c'eſt-à-dire, qu'une perſonne traitée ſuivant cette nouvelle

---

fractures de la jambe, mais qui appartien plutôt à la ſituation que l'on donne au membre, qu'à la nature de la fracture. Je veux parler de la diminution ou raccourciſſement du mollet.

méthode, ſera moins expoſée à être eſtropiée que par la méthode ordinaire.

La réſiſtance que les muſcles font néceſſairement, & la grande mobilité des parties dans toutes les fractures de la jambe & de la cuiſſe, excepté cependant dans les fractures tranſverſales, ont exercé de tout temps le génie des praticiens, & leur ont fait imaginer différents moyens pour prévenir l'inégalité du cal ſuivant eux, le raccourciſſement & la difformité du membre. Nos livres ſont pleins de détails & de deſcriptions de machines inventées dans cette vue; tels ſont les lacs, les poulies, les contrepoids, les boîtes pour les fractures, & autres inſtruments conſtruits de maniere à vaincre & à réſiſter continuellement à l'action des muſcles qui environnent l'os fracturé, & à s'oppoſer à cette tendance naturelle des muſcles à ſe contracter, & que l'extenſion du membre favoriſe & augmente néceſſairement. Ceux qui ont fait uſage de ces ſortes de machines ſavent que les meilleures d'entre elles ont ſouvent été inefficaces ; & quiconque réfléchira tant ſoit peu ſur cette matiere, en trouvera promptement la raiſon. Le nombre de jambes difformes & de raccourciſſements de cuiſſes que l'on voit journellement, prouve l'inefficacité de ces ſortes d'inventions. Cela ne paroîtra pas ſurprenant à ceux qui conſidéreront que leur effet ne peut pas ſubſiſter plus longtemps que la cauſe elle même, à moins qu'il n'y ait dans la fracture quelque circonſtance favorable. Lorſque la réduction eſt faite, on place le membre dans une poſition telle, que les muſcles qui environnent la fracture réſiſtent à une force extenſive très conſidérable, & cela en proportion de leur force & de leur nombre. Cette force continue & augmente juſqu'à ce que les muſcles cedent, & que leur réſiſtance étant vaincue, on puiſſe par ce moyen placer les bouts fracturés dans un contact mutuel, autant que la nature de la fracture peut le permettre. Si elle eſt transverſe, c'eſt-à dire, ſi les bouts de l'os fracturé préſentent une ſurface large & peuvent ſe toucher & ſe correſpondre dans une grande étendue, ce contact mutuel contribuera beaucoup à affermir le membre & la fracture. Mais ſi cette fracture eſt oblique, s'il y a pluſieurs pieces d'os vacillantes, & par conſéquent point de fermeté dans la réduction de l'os, dont les bouts ne ſe touchent point dans une grande ſurface; ſi l'on n'a pas fait, ou ſi l'on n'a pu faire une extenſion convenable, enfin ſi la coaptation n'eſt pas exacte, les muſcles ſe contracteront tout auſſitôt que l'extenſion diminuera, la fracture ſe déplacera plus ou moins ſuivant ſon eſpece, le membre ſe raccourcira, la cure ſera prolongée, & le lieu de la fracture (le cal, ſuivant l'opinion vulgaire) ſera plus ou moins inégal.

On obſervera ſans doute que les anciens ſont venus à bout de réduire parfaitement bien des fractures de jambes & de cuiſſes ſuivant la méthode ordinaire, & qu'ils les ont guéries ſans la plus petite difformité. J'avoue que cela eſt vrai. Mais en ſuivant cette même méthode, ne rencontre-t-on pas des difficultés ſouvent inſurmontables? Dans pluſieurs circonſtances, la réduction n'eſt-elle pas exceſſivement douloureuſe, & ne produit-elle pas enſuite de l'iflammation & autres accidents dangereux ou au moins déſagréables? Malgré tout le ſoin poſſible, & indépendamment de toutes les eſpeces de machines, n'a-t-on pas vu ſouvent des fractures de la cuiſſe ou de la jambe ſuivies de difformités & de raccourciſſements, & cela uniquement à cauſe de l'action des muſcles, & de l'obliquité de la fracture? Ce que je dis eſt abſolument vrai, & toute la queſtion ſe réduit à ſavoir ſi la ſituation différente des parties fracturées, par laquelle on prévient l'action & la réſiſtance des muſcles, peut empêcher en grande partie la plupart de tous ces désagréments. Je puis répondre affirmativement, d'après des expériences multipliées. Si cela eſt ainſi en général, comme je n'en doute pas, c'eſt-à-dire, ſi par la méthode que je propoſe on évite pluſieurs de ces circonſtances malheureuſes & de ces accidents qui cauſent tant de peines au malade & au Chirurgien, en ſuivant les procédés ordinaires, j'aurai prouvé tout ce que j'avois à démontrer, ſavoir, la ſupériorité & le grand avantage de ma méthode.

Les Chirurgiens faiſoient fort bien l'amputation des membres, avant qu'on eût imaginé la double inciſion : mais cette double inciſion n'eſt-elle pas une perfection de plus ? On peut faire l'opération du bubonocele avec une ſonde & des ciſeaux ; cela n'empêche pas que le biſtouri ne ſoit préférable à ces inſtruments groſſiers. Un Chirurgien peut couper & retrancher de la partie poſtérieure du corps quelques onces de chair, ou même une livre, pour guérir un ſinus ; cependant on guérit plus promptement & plus aiſément en inciſant ſimplement ce ſinus. On ne peut aſſurément nier aucun de ces faits, à moins qu'on ne nie auſſi que la douleur ne ſoit pas un mal, & qu'on ne diſe que la difformité & la beauté ſont des termes ſynonymes.

Je ne cherche pas à amuſer le Lecteur par des raiſonnements ſpécieux, ou par de ſimples ſpéculations. Tout ce que je dis eſt appuyé ſur une longue expérience, qui m'eſt propre, & ſur celle de pluſieurs Chirurgiens : expérience qui a été réitérée ſur un ſi grand nombre de malades, & avec tant de ſuccès, que je ne crains pas d'avancer que ceux qui voudront ſuivre notre méthode, ſeront tous auſſi heureux que nous l'avons été. Je ne prétends pas pour cela qu'on parviendra à mettre dans un contact parfait toutes les eſpeces de fractures, & qu'on ſauvera toujours la difformité & le raccourciſſe-

ment

ment du membre, en pratiquant les moyens que j'indique. Si j'osois l'assurer, ceux qui sont versés dans ces sortes de matieres, verroient bien que je m'avance trop, & que je promets plus qu'on ne peut tenir. Je dis seulement, & c'est tout ce que je prétends, que non seulement cette nouvelle méthode réussira dans tous les cas où l'on réussit en suivant la méthode ordinaire, mais encore dans la plus grande partie de ceux où l'on ne peut réussir en la pratiquant.

Dans ces circonstances favorables, où l'on peut également réussir avec l'une ou l'autre méthode, l'ancienne est fatigante, douloureuse, incommode, par la situation horizontale que le malade est obligé de garder longtemps : au lieu que, dans la méthode que je propose, le malade a toute la liberté possible de se mouvoir pour satisfaire à ses besoins ou à ses desirs ; il n'est point exposé à rester estropié ou à avoir la jambe difforme ou inégale, auſſi fréquemment que dans la méthode vulgaire.

J'ai déja dit qu'on obtenoit les plus grands ſuccès dans la plupart des fractures de la jambe ou de la cuiſſe, en ſuivant le plan que je propoſe; mais ces avantages & ces ſuccès ſont encore plus manifeſtes dans un cas particulier qui produit ordinairement beaucoup de douleurs au malade, qui ſouvent en reſte eſtropié par la maniere dont on le traite ordinairement. Je veux parler de la fracture du péroné avec luxation du tibia.

Si l'on jette les yeux ſur un ſquelette, on verra que, quoique le péroné ſoit un os foible & grêle, lorſqu'on le compare avec le tibia, il ſoutient cependant ſi bien par ſon extrémité inférieure une partie du poids du corps, que ſans cet os, qui paroît ſi foible, nous ne pourrions nous ſoutenir & marcher, ſans courir les riſques d'une luxation à chaque inſtant. L'extrémité inférieure du péroné, qui deſcend conſidérablement au deſſous du tibia, eſt unie à cet os & avec l'aſtragal par des ligaments très forts, & qui ne ſont pas élaſtiques. Cette extrémité inférieure du péroné a dans ſa partie poſtérieure un ſillon ſuperficiel, pour le paſſage des tendons des muſcles péroniers, qui y ſont attachés par des capſules ligamenteuſes très fortes. L'action de ces tendons eſt tellement fixée & déterminée ſur cet angle, que le plus petit degré de variation de leur part, en conſéquence d'une force extérieure, doit néceſſairement altérer les mouvements qu'ils excitent, & déranger la poſition du pied. Remarquons encore que la ſituation exacte & réciproque du tibia, du péroné & de l'aſtragal, en un mot, que l'articulation de la jambe avec le pied, aide & facilite l'action naturelle de pluſieurs autres muſcles du pied & des orteils, tels que les gaſtronémiens, le jambier antérieur, le jambier poſtérieur, le long fléchiſſeur du pouce & le long fléchiſſeur des orteils, comme l'inſpection anatomique le démontre clairement.

Si le tibia & le péroné ſont fracturés, il ſe fait ordinairement un déplacement tel, que l'extrémité inférieure qui répond au pied ſe gliſſe par deſſous celle qui répond au genou ; ce qui produit dans le lieu de la fracture une tumeur inégale, difforme, & rend le membre fracturé plus court qu'il ne doit l'être. Ce cas eſt général, dans quelque endroit de la jambe que ſoit la fracture.

Si le tibia eſt ſeulement fracturé, & qu'il n'y ait point eu de violence, d'indiſcrétion ou d'inadvertance commiſes par le malade ou par ceux qui ont aidé à le conduire, le membre conſerve ordinairement ſa forme & ſa longueur naturelles. La même choſe arrive communément, ſi le péroné eſt ſeulement fracturé dans ſa partie moyenne ou ſupérieure, ou deux ou trois pouces au-deſſus de ſon extrémité inférieure.

J'ai déja dit, & tout le monde en

conviendra, que le ſoutien du corps & que l'uſage véritable des malléoles ou de l'articulation du pied, dépendent preſque entiérement de la ſituation perpendiculaire du tibia ſur l'aſtragal, & de ſa ferme connexion avec le péroné. Si l'un de ces os ſe dérange, & que le tibia quitte ſa poſition perpendiculaire ſur l'aſtragal, ou ſi, par une violence quelconque, il ſe ſépare du péroné, le pied ſe luxera en partie en dedans. Cette luxation partielle ne pourra arriver, non ſeulement ſans une extenſion conſidérable, ou peut-être ſans un déchirement de la capſule, qui eſt lâche & foible, mais encore ſans une rupture des forts ligaments qui uniſſent l'extrémité inférieure du tibia avec l'aſtragal & le calcanéum, & qui conſtituent en grande partie la force ligamenteuſe de la jointure du pied.

Cela arrive lorſqu'en ſautant, le péroné ſe rompt dans ſa partie la plus foible, c'eſt-à-dire, deux ou trois pouces au-deſſus de la malléole externe.

Dans ce cas, l'extrémité inférieure de l'os fracturé se porte en dedans vers le tibia, & la malléole externe se tourne un peu en dehors & en haut. Le tibia n'étant plus soutenu convenablement, & ne pouvant par lui-même garder long-temps sa situation perpendiculaire, se sépare de l'astragal & se porte en dedans; ce qui ne peut arriver sans que le ligament capsulaire ne soit fortement distendu & tiraillé, & peut-être même déchiré. Les forts ligaments qui attachent le tibia avec l'astragal & le calcanéum sont toujours déchirés, ce qui cause en même temps une fracture du péroné & une luxation complette du tibia, & quelquefois une plaie aux téguments dans l'endroit de la malléole interne. D'où il suit nécessairement que tous les tendons qui passent derriere le tibia & le péroné, ou qui s'attachent aux extrémités de ces os & au calcanéum, ont leur direction tellement changée, qu'au lieu de suivre & d'exécuter leur action ordinaire, ils contribuent tous à la distorsion du pied, & cela en le tournant en dehors & en haut.

Quand cet accident est compliqué, comme il arrive assez souvent, de plaie aux téguments vers la malléole interne, & qu'elle est produite par la protrusion de cet os, cette maladie se termine ordinairement par une gangrene mortelle, à moins qu'on ne fasse l'amputation à temps. Cependant j'ai vu cette maladie guérir parfaitement bien sans amputation. Mais dans le cas même le plus simple, & lorsqu'il n'y a point de plaie aux téguments, il est extrêmement difficile de mettre de niveau les parties dérangées, & encore plus difficile de les maintenir réduites convenablement; & à moins qu'on n'emploie toute l'habileté possible, le malade reste presque toujours estropié, ou pour le moins difforme.

Après tout ce que j'ai dit, une explication plus étendue deviendroit absolument inutile. Quiconque examinera la ſtructure & la poſition des parties, verra qu'il en doit être ainſi. La fracture du péroné, l'extenſion & la dilatation de la capſule, & la rupture des ligaments qui attachent l'extrémité inférieure du tibia avec l'aſtragal & le calcanéum, font perdre au tibia ſa direction & ſon appui perpendiculaires, le pied ſe dérange & ſe contourne, cette diſtorſion altere & change l'action naturelle des muſcles; ce qui cauſe beaucoup de difficulté pour réduire la luxation, & pour maintenir la fracture du péroné bien réduite. Si l'on veut ſe ſervir de compreſſes & d'un bandage ſerré, on cauſe beaucoup de douleur au malade, on excite même une ulcération ſur la malléole interne, qui oblige à diſcontinuer l'application d'un pareil bandage. Si l'os n'eſt pas placé dans ſon lieu naturel, le malade reſte eſtropié au point qu'il eſt obligé de porter un ſoulier garni de fer, ou des bottines lacées, ou quelque autre machine ſemblable, pendant un long eſpace de temps, & ſouvent toute ſa vie.

Tous ces inconvénients ſont l'effet de la poſition du membre, qui excite néceſſairement les muſcles à ſe contracter ou à produire une grande réſiſtance, ce qui eſt la même choſe. De là naiſſent les difficultés qu'on éprouve à faire la réduction, & à maintenir l'os réduit : le pied ſe dérange, ſe porte en dehors & en haut, & cauſe la difformité qui accompagne toujours cette maladie. Mais ſi l'on donne au membre une poſition différente, ſi on le place de côté & ſur ſa partie latérale externe, le genou légérement plié, & que les muſcles qui forment le gras de la jambe & que ceux qui paſſent derriere le péroné & ſous le calcanéum, ſoient dans le relâchement, les obſtacles & la difficulté s'évanouiront auſſi-tôt ; on pourra placer aiſément le pied dans ſa ſituation naturelle, on réduira facilement la luxation ; & en laiſſant toujours le membre dans la flexion, on réussira parfaitement bien, comme je l'ai expérimenté plusieurs fois.

Il n'y a que deux especes de fractures pour lesquelles on ne doit pas mettre la partie dans la flexion, savoir, la fracture de l'olécrane & celle de la rotule. L'extension du bras & de la jambe est alors absolument nécessaire : dans le premier cas, pour maintenir les pieces fracturées dans un contact mutuel, jusqu'à ce qu'elles soient parfaitement consolidées; dans le second, afin de les rapprocher autant qu'il est possible l'une contre l'autre, pour qu'ensuite le malade puisse marcher commodément (*a*).

(*a*) Quoiqu'il soit nécessaire de tenir la jambe étendue dans la fracture de la rotule, cependant cette situation est fondée sur les principes que j'ai établis, lesquels déterminent à faire fléchir utilement la jambe pour la fracture du tibia & du péroné, afin de relâcher les muscles & les tendons qui s'attachent à l'os fracturé.

Quiconque examinera la disposition des

Quant à la fracture de la rotule, ç'a été une opinion universellement reçue pendant long-temps, & qui me paroît

---

pieces d'une rotule fracturée transversalement, s'appercevra aisément de l'inutilité ou du peu d'avantage que l'on retire des courroies, des compresses, des boucles, des boutons, & autres inventions semblables décrites par les Auteurs, sur-tout lorsqu'on les applique sous le fragment inférieur de la rotule. Les muscles extenseurs de la jambe, en se contractant, tirent en haut le fragment supérieur de la rotule, & l'éloignent de l'inférieur, qui reste presque absolument dans le même endroit où il étoit avant l'accident. Aucune puissance n'agit sur lui : il ne peut donc & ne doit pas se mouvoir.

L'extension de la jambe relâche les muscles qui s'attachent à la partie supérieure de l'os fracturé, & les empêche d'agir ; & quoiqu'une petite compresse appliquée immédiatement au-dessus du fragment supérieur, & un bandage modérément serré puissent servir utilement pour maintenir cette piece de la rotule en place, cependant c'est la position de la jambe qui assujettit la fracture, [illegible]che les deux pieces d'os, & en opere la [illegible]on.

abſolument fauſſe, que la tenſion & la roideur exceſſives de l'articulation du genou, qui ſouvent ſont la ſuite de cette fracture, dépendent de l'effuſion du cal qui ſuinte des bouts fracturés dans la capſule articulaire; & que, plus les fragments de la rotule ſont rapprochés l'un de l'autre, plus cet effet doit avoir lieu.

Cette opinion me paroît également abſurde. Dans le premier cas, la rotule fracturée n'eſt point du tout capable de fournir une aſſez grande quantité de cal pour produire cette rigidité de l'articulation, à moins qu'on ne ſuppoſe que le cal s'écoule auſſi aiſément que la ſoudure que verſe un Plombier. Dans le ſecond cas, ſi l'épanchement du cal avoit réellement lieu, l'unique moyen de prévenir cet épanchement ſeroit de maintenir les pieces fracturées dans un contact mutuel. Enfin on ne trouve point après la mort aucun veſtige d'effuſion du cal dans l'articulation, comme je m'en ſuis aſſuré pluſieurs ſois. On doit donc chercher ailleurs la vraie cauſe de cette rigidité, qui arrive quelquefois après la fracture de la rotule. Le repos long-temps continué & l'immobilité de la jointure, que l'on regarde comme un moyen capable de procurer une exacte conſolidation, la violence faite aux ligaments & aux tendons des muſcles extenſeurs de la jambe, en un mot, la nature & l'eſpece de fracture, donnent lieu à cet accident.

Quoi qu'il en ſoit, il eſt toujours certain que ceux qui marchent le mieux après une fracture de la rotule, ſont ceux qui l'ont eu fracturée tranſverſalement en deux parties preſque égales, qui n'ont pas reſté long-temps couchés, & non au-delà de l'inflammation paſſée, & ceux dont on fait mouvoir le genou modérément, après que les premiers accidents ont été diſſipés; enfin ceux en qui les pieces fracturées ne ſont pas dans un contact abſolument exact, mais entre lesquelles il y a un léger intervalle.

Je ne puis terminer cet article des fractures simples, sans faire mention d'une circonstance particuliere qui n'est pas fort importante lorsqu'on la connoît bien, mais qui peut avoir des suites fâcheuses quand on la néglige ou qu'on la saisit mal.

Je veux parler de ce qu'on appelle vulgairement *bout relevé d'une fracture*. [Rising end of a broken bone.]

Par cette expression, une personne peu instruite s'imaginera que la partie prominente d'un os fracturé est sortie de sa place naturelle, qu'elle fait ou a fait saillie, & qu'elle devient, par cette élévation, supérieure à l'autre bout de la fracture : ce ne peut être assurément que l'idée d'un ignorant, & ce seroit alors une affaire de peu d'importance. Mais lorsque ce sont des Chirurgiens eux-mêmes qui pensent ainsi, la chose devient fort importante.

Dans plusieurs occasions, nous nous conduisons en grande partie d'après l'idée que nous attachons aux mots. Si nous n'attachons aucune idée aux mots dont nous nous servons, nous devenons absurdes, inintelligibles, & nous commettons sans cesse des erreurs très grossieres.

La fistule lacrymale, la fistule à l'anus & celle du périnée, sont des preuves convaincantes de ce que j'avance. Le sujet que je traite le démontre encore complettement : car cette idée fausse de bout relevé d'une fracture a suggéré l'absurde pratique des compresses, des points d'appui, & du bandage serré, dans le cas de fracture simple (*a*).

(*a*) Un Chirurgien, mort il y a quelques années, me fit voir une machine qu'il avoit imaginée pour abaisser ce bout saillant & relevé du tibia. C'étoit un instrument construit sur les principes du tourniquet de M. Petit, & qui n'agissoit qu'en comprimant. Je lui dis librement mon avis; mais il étoit si enthousiaste de son invention, qu'à la premiere occasion il

Le fait eſt que dans les fractures de la jambe, de la cuiſſe & de la clavicule, il n'y a réellement point de ſaillie ou de prominence de la part d'une des deux extrémités de l'os fracturé. Il eſt bien vrai que le bout ou l'extrémité ſupérieure de l'os eſt relevé, tandis que l'extrémité inférieure eſt déprimée. Mais ce bout ſupérieur eſt dans ſon lieu naturel & en place, & ne peut être dérangé par aucun moyen ; & le bout inférieur qui n'eſt pas dans la ſituation qu'il doit avoir, peut être replacé convenablement avec le ſecours de l'art.

Ce que je dis ne paroîtra peut-être qu'un jeu de mots ; mais quand cela influe ſur la pratique, la choſe mérite qu'on y faſſe attention.

Quand un os cylindrique, tel que

---

appliqua ſon inſtrument ſur une fracture ſimple, qu'il convertit auſſi-tôt en fracture compliquée, par la forte compreſſion qu'il fit ſur l'os.

le fémur, le tibia ou le péroné, eſt fracturé, l'action des muſcles, les mouvements du péroné, & le ſimple poids de l'extrémité inférieure du bras, de la cuiſſe ou de la jambe, déplacent les bouts fracturés. Ce déplacement eſt toujours tel, que l'inégalité qui en réſulte néceſſairement provient du bout inférieur de l'os fracturé, qui ſe déprime & paſſe par deſſous le bout ſupérieur. De là il réſulte une tumeur, ou élévation inégale, qu'on appelle *bout relevé de l'extrémité ſupérieure de la fracture.* Maintenant celui qui regarderoit cette élévation du bout ſupérieur comme un os hors de ſa place, & qui ne la conſidéreroit pas comme l'effet de la dépreſſion du bout inférieur qui tend à gliſſer ſous le ſupérieur, & qui, pour diminuer & faire ceſſer cette élévation, la comprimeroit avec des compreſſes ou un bandage ſerré qui appuieroit fortement, cauſeroit des douleurs inutiles au malade ſans pouvoir réuſſir. Mais, au contraire, un Chirurgien qui ſait que le bout ſupérieur de l'os fracturé eſt dans ſa place, & que c'eſt ſeulement le bout inférieur qui eſt déplacé par la peſanteur du membre, par l'action des muſcles, prévient la difformité, & remédie à cet accident en replaçant convenablement l'extrémité inférieure du membre fracturé, ſans fatiguer le malade par un appareil inutile.

Il ſait, par exemple, que dans la fracture de la clavicule, l'élévation eſt produite par l'extrémité ſternale qui eſt en place, tandis que l'extrémité humérale eſt déprimée par la peſanteur du bras. C'eſt pourquoi, au lieu de comprimer la partie élevée avec des compreſſes, comme quelques-uns le font mal à propos, il replacera fort aiſément la fracture, & la mettra de niveau en élevant le bras; & par ce moyen il fera ſans cauſer aucune douleur, ce qu'il n'auroit jamais pu faire en ſuivant l'autre procédé.

Il en eſt de même de la fracture de la

jambe & de la cuisse. Il arrive quelquefois une semblable élévation, qu'on ne doit jamais chercher à déprimer par les compresses ou le bandage. On doit toujours relever le bout inférieur, & le placer de niveau avec le bout supérieur. C'est l'unique moyen de faire disparoître, autant qu'il est possible, l'inégalité du membre (*a*).

(*a*) Si j'écrivois un traité complet sur les maladies des os, il conviendroit de parler des maladies accidentelles qui ont quelquefois lieu dans les fractures simples; telles que les lésions de la membrane médullaire dans les mauvais tempéraments, l'hémorrhagie ou l'espece d'anévrisme faux, formé par la blessure de l'artere interosseuse de la jambe & de l'avant-bras; les fievres & les maladies critiques qui surviennent pendant le traitement de la fracture; le défaut ou manque de cal, ou la non-réunion de l'os; l'érésipelle qui occupe le membre fracturé, & qui produit un ulcere qui a son siege dans le tissu cellulaire & le périoste; le vice du suc gélatineux, qui, au lieu de consolider la fracture, produit une

Des Fractures compliquées.

J'emploie le terme de fracture compliquée dans le sens usité par tous les Auteurs Anglois, & signifiant une fracture avec plaie.

La premiere chose que nous devons examiner, est de savoir si l'on peut essayer de conserver le membre fracturé, & sauver en même temps la vie du malade; ou en d'autres termes, s'il est plus probable que le malade mourra de sa fracture, que de l'opération de l'amputation. Il y a plusieurs circonstances qui peuvent rendre le cas tel que je l'expose. L'os ou les os peuvent être fracturés en plusieurs pieces par une roue de voiture, qui aura passé sur le membre & qui l'aura écrasé; la peau,

espece de carie avec exostose. Il y a plusieurs exemples de tous ces accidents; mais le plan que je me suis tracé dans cet Ouvrage, ne me permet pas d'entrer dans tous ces détails.

les muſcles, les tendons peuvent être meurtris, déchirés, & même détruits au point d'exciter une prompte mortification; les extrémités des os peuvent être briſées dans ou près l'articulation, & les ligaments déchirés. Toutes ces circonſtances ſont autant de raiſons qui déterminent à faire l'amputation ſur le champ. Une longue expérience a confirmé ce ſentiment, qui eſt fondé ſur des principes d'humanité & ſur les regles de l'art, malgré tout ce que l'on a pu dire pour accréditer une opinion contraire.

Quand un Chirurgien dit que, dans une fracture compliquée & récente, on doit faire l'amputation ſur le champ plutôt que d'eſſayer les remedes uſités en pareil cas pour conſerver le membre, il ne ne prétend pas dire qu'il eſt abſolument impoſſible de le conſerver ſans faire l'amputation, comme cela eſt arrivé quelquefois : on aſſure ſeulement, d'après l'expérience, que les tentatives que l'on a faites pour conserver le membre après une fracture très compliquée, avoient été vaines & inutiles, les malades étant morts des suites de leurs blessures ; & l'expérience a démontré qu'il est plus probable qu'un malade mourra des suites d'une pareille fracture compliquée, que de l'amputation.

Tout le monde sait qu'on a guéri de ces sortes de blessures, qui paroissoient incurables selon toutes les apparences, & que l'on a quelquefois sauvé des membres qui étoient tellement endommagés, qu'il sembloit n'y avoir d'autre ressource que l'amputation pour conserver la vie du malade. Ces faits, qui sont très véritables, ne détruisent point le sentiment reçu, parceque les praticiens savent aussi que le nombre de ceux qui guérissent sans amputation, dans ce cas, est trop petit & même trop peu considérable pour pouvoir faire regle, & que toutes les tentatives que l'on fait pour conſerver le membre ſont ordinairement trompeuſes (*a*). Ces conſidérations ſur l'amputation ſont de la plus grande importance, parcequ'il faut très ſouvent ſe déterminer ſur le champ. Dans pluſieurs circonſtances, le plus petit délai devient déſavantageux au malade : & en effet, un très court eſpace de temps décide du ſalut ou de la mort.

(*a*) M. *Van-Swieten*, qui a écrit théoriquement, comme pluſieurs autres, ſur la Chirurgie, conſeille, dans le cas d'une fracture compliquée & de très mauvaiſe eſpece, pour laquelle on ſera obligé ſelon toutes les apparences de faire l'amputation, de différer cette opération, afin d'eſſayer pendant deux ou trois jours la vertu des antiſeptiques appliqués ſur le membre fracturé. Il fonde ſon ſentiment ſur le ſuccès remarquable qu'eut *La Motte* dans un cas qui paroiſſoit déſeſpéré, au ſujet d'un homme qui eut la jambe briſée par une roue de charrette.

Je ne doute pas que le malade dont parle *La Motte* n'ait guéri ; mais ce Chirurgien fit voir plus de témérité en eſſayant de ſauver le

Si ces ſortes de maux étoient de nature à permettre qu'on délibérât pendant deux ou trois jours ſur le parti qu'on doit prendre, & que, pendant ce temps, il arrivât des circonſtances particulieres qui indiquaſſent néceſſairement la conduite que doit tenir le Chirurgien ſans riſque pour le malade, le cas ſeroit bien différent. Le Chirurgien ne paroîtroit pas auſſi précipité dans ſa réſolution, qu'on l'imagine communément; & le malade, plus

---

membre ſans faire l'amputation, qu'en la faiſant. Cette opération étoit abſolument indiquée. Quant au conſeil de M. *Van-Swieten*, d'attendre deux ou trois jours, je prends la liberté d'ajouter : Si vous ſuivez cet avis, attendez encore quelques jours de plus; car au bout de ces deux ou trois jours de grace, le malade aura très peu d'eſpérance de guérir, même par l'amputation : & ſi vous attendez davantage, il en aura encore moins qu'il n'en avoit au moment de l'accident. Je ſerois au déſeſpoir de paſſer pour un homme cruel ou téméraire, mais je crois que tous les bons Praticiens ſeront de mon avis.

convaincu

convaincu de la néceſſité de l'opération, s'y ſoumettroit avec moins de répugnance. Mais malheureuſement pour l'un & pour l'autre, ce cas eſt très rare, & le malade eſt ſouvent ſans reſſource, lorſqu'on a laiſſé échapper l'occaſion favorable. Il faut, de la part du Chirurgien, beaucoup de prudence & de diſcernement pour ne pas priver un malade d'un de ſes membres ſans néceſſité & par trop de précipitation, & pour ne pas le laiſſer périr par une complaiſance & une timidité mal entendues, en voulant abſolument le guérir ſans amputation. Il eſt encore néceſſaire d'avoir l'art de perſuader & de convaincre de la néceſſité de l'opération ; car celui que l'on détermine promptement & avec précipitation à ſe laiſſer couper la jambe, court toujours de grands riſques en différant une opération qui doit être faite promptement.

Si l'on croit que le malade puiſſe guérir ſans amputation, la premiere chose que l'on doit faire est de réduire la fracture. La facilité ou la difficulté de la réduction dépend, non seulement de la nature de la fracture, mais encore de la disposition de l'os par rapport à la plaie.

Si le déplacement n'est pas bien considérable, on aura moins de peine à faire la réduction & à donner à la fracture une bonne position, que s'il en étoit autrement. Mais si le déplacement est considérable, & que les os fassent une grande saillie, la difficulté de les réduire est toujours proportionnée à la situation de la plaie à travers laquelle ils ont passé. Si la fracture est transverse & que la plaie soit grande, une extension modérée suffit pour faire la réduction. Mais si la fracture est oblique, & qu'elle se termine, comme il arrive assez souvent, en une pointe aiguë, longue & piquante, la plaie qui en résulte n'est pas ordinairement plus grande qu'il ne faut pour permettre de faire aisément l'extension. Dans ce cas, si l'on met la jambe dans une situation droite & horizontale pour faire l'extension, l'éclat de l'os engagé dans la plaie comprimera fortement la peau, & sera comme enclavé. La réduction deviendra impraticable : plus on allongera & étendra la jambe, plus la pointe de l'os qui a passé à travers la plaie comprimera dangereusement la peau & les parties qui sont sous cette pointe osseuse.

Dans cette circonstance, on a coutume de scier cette portion d'os saillante. Je ne dis pas que cette pratique est toujours & absolument inutile & mauvaise ; mais elle est souvent telle. Lorsque la pointe d'os qui fait saillie est fort longue & très aiguë, il est sans doute utile de l'emporter avec la scie : mais cette résection devient fort inutile dans presque tous les cas.

L'unique moyen de surmonter cette difficulté, est de changer la situation du membre, & d'agrandir la plaie. Ordinairement, le premier de ces moyens suffit ; & on emploiera le second, si l'autre est insuffisant.

On sera aisément convaincu de la vérité des principes que j'ai posés, & de l'avantage qu'il y a de fléchir le membre pour faire la réduction & pour maintenir les os réduits, lorsqu'on aura essayé combien il est difficile de produire les mêmes effets en mettant le membre dans l'extension, dans le cas d'une fracture compliquée avec déplacement. Si, en mettant le membre dans l'extension ou dans la flexion, la réduction devient impraticable, il faut alors agrandir la plaie. Ceux qui n'ont pas eu des occasions fréquentes de voir ces sortes de cas, éviteront sans doute, autant qu'il leur sera possible, de faire cette incision, qu'ils regarderont comme une circonstance désagréable pour le malade ; mais leurs appréhensions sont mal fondées. On ne court aucun risque en agrandissant la plaie ; il ne s'agit seulement que de couper la peau : cependant il faut que cette incision soit assez grande, pour que la réduction de l'os se fasse aisément, & pour qu'elle puisse servir dans la suite d'issue au pus, à la chûte des escarres, & à l'extraction des esquilles, &c.

Si l'os est fracturé en plusieurs pieces, & que plusieurs fragments soient séparés & vacillants au point de ne pouvoir plus faire corps avec l'os & se réunir avec lui, il faut extraire doucement, sans violence, ne pas exciter d'hémorrhagie, & ne pas mettre les doigts ou les instruments plusieurs fois de suite dans la plaie. On doit aussi faire l'extraction des esquilles ou pointes osseuses, qui par leur présence peuvent piquer & irriter la plaie. Mais ces sortes d'opérations ne doivent se faire qu'avec beaucoup de prudence & de précaution : le Chirurgien ne doit pas oublier que si les parties molles qui environnent l'os fracturé sont contuses, meurtries & lacérées au point d'exciter beaucoup de douleur & d'inflammation, c'est absolument la même chose pour le malade & pour les suites de la maladie, qu'un tel délabrement soit l'effet de la fracture ou du mauvais traitement. Dans les premiers temps d'une fracture compliquée on redoute beaucoup la douleur, l'irritation, l'inflammation, & les autres accidents primitifs : on doit alors employer tous les moyens possibles pour calmer ces accidents. On y parvient en faisant usage des secours usités en pareil cas, & par l'extraction des esquilles, fragments, corps étrangers, &c. ayant toujours grand soin de faire cette extraction sans violence, & sans courir les risques d'augmenter la maladie & ses accidents.

La réduction d'une fracture compliquée est la même que celle d'une fracture simple : dans l'une & dans l'autre, il faut faire une extension suffisante pour que les deux extrémités fracturées se touchent & soient de niveau autant qu'il est possible, afin de se consolider promptement & parfaitement.

Il eſt abſolument inutile de répéter ici ce que j'ai déja dit plus haut. Si les raiſons que j'ai alléguées pour faire l'extenſion le membre étant fléchi, afin de relâcher les muſcles & de diminuer leurs puiſſances rétractives, ſont de quelque valeur dans le cas d'une fracture ſimple, elles ont d'autant plus de force ici par rapport à la fracture compliquée de plaie, de déchirement de la peau, d'irritation dans les muſcles, &c.

Les ſuites de la plaie, de la douleur & de l'irritation, doivent néceſſairement être plus graves quand la plaie eſt déchirée & faite par une pointe d'os, ſans parler de tous les accidents qui naiſſent de l'allongement ou de l'extenſion forcée des muſcles qui ſont à moitié diviſés & contus.

La plus légere réflexion ſuffira pour convaincre une perſonne raiſonnable ; mais l'expérience décide ſouverainement, & doit convaincre dans ces ſortes de cas. Si la méthode que je propoſe, de mettre le membre dans la flexion, n'eſt pas ſupérieure à celle de le mettre dans l'extenſion, comme on a coutume de le faire, il faut convenir que j'ai été dans l'erreur pendant très long-temps.

Les inciſions faites, les eſquilles ôtées, la fracture réduite, & le membre ſitué dans la meilleure poſition poſſible, il faut enſuite appliquer l'appareil. Les Auteurs ſe ſont fort étendus ſur ce point, & ceux principalement qui ont compté beaucoup ſur l'application des bandes, & autres pieces d'appareil, dans le traitement des fractures. Mais pour remplir cet objet convenablement, il ne s'agit que de ſavoir quelles ſont les indications qu'il faut ſuivre en appliquant un appareil ſur une fracture compliquée. Les ſeules lumieres de la raiſon nous indiquent ce qu'il convient de faire.

L'appareil néceſſaire pour une fracture compliquée eſt de deux eſpeces, pour la plaie & pour le membre fracturé. Quant au panſement & à l'appareil de la plaie, on ſe propoſe de maintenir une ouverture libre pour la ſortie du pus, des eſcarres, des fragments d'os ou corps étrangers. L'évacuation de toutes les matieres doit ſe faire ſans cauſer beaucoup de douleur au malade; car leur préſence pourroit être ſuivie d'accidents. Le but qu'on ſe propoſe en appliquant un appareil ſur une fracture, eſt de prévenir & de diſſiper l'inflammation, afin que ſi les circonſtances ſont favorables, & ſi le malade eſt d'un bon tempérament, la plaie puiſſe guérir ſans ſuppuration; ou, en ſuppoſant que cela ne ſoit pas poſſible, afin de prévenir au moins la mortification & la gangrene. C'eſt pourquoi rien n'eſt meilleur que de mettre ſur la plaie un peu de charpie ſeche & très douce, pour abſorber les matieres purulentes, & de couvrir le tout avec un plumaſſeau, ſur lequel on aura étendu légérement un peu de digeſtif ſimple. C'eſt la nature de la plaie qui détermine la fréquence des pansements. Si la suppuration est modérée, il suffit de panser une fois le jour ; mais si les matieres sont très abondantes, il faudra panser plus souvent pour ne pas laisser croupir le pus dans la plaie. Le traitement de la fracture, fait dans la vue de prévenir la douleur, l'inflammation & autres accidents, varie suivant les différents Praticiens. Quelques-uns appliquent d'abord des médicaments gras & relâchants ; d'autres en appliquent d'une nature différente. Ces médicaments peuvent être également bons conditionnellement : cela dépend de la nature & des circonstances de la maladie.

Plusieurs Praticiens ont coutume d'envelopper le membre fracturé avec un cataplasme chaud & relâchant, soit qu'il y ait de la tension ou qu'il n'y en ait pas. Ce traitement ne me paroît pas judicieux. Lorsque par négligence, ou faute de secours donnés à temps, ou par la mauvaise conduite du malade, ou par le défaut d'intelligence de la part de ceux qui l'ont relevé dans l'inſtant de ſa chûte & qui ont aidé à le conduire ; ou enfin lorſque, par quelque cauſe que ce ſoit, le membre eſt tendu, gonflé & fort douloureux, il eſt alors très utile d'appliquer un cataplaſme émollient. Dans ces circonſtances, l'état des parties eſt tel que la réunion immédiate ne peut ſe faire ; il n'y a qu'une ſuppuration abondante, & des évacuations convenables, qui puiſſent calmer ces accidents. C'eſt pourquoi tout ce qui peut relâcher les parties tendues & enflammées eſt très néceſſaire : c'eſt l'unique moyen d'exciter une abondante & utile ſuppuration. Mais cette indication n'a plus lieu & devient très différente, lorſque les circonſtances ne ſont plus les mêmes. Autre choſe eſt de relâcher les parties tendues, enflammées & douloureuſes, ou de prévenir un gonflement inflammatoire. Les moyens curatifs ne doivent pas être les mêmes dans l'un & l'autre cas. Dans le premier une abondante ſuppuration eſt abſolument néceſſaire ; dans le ſecond cas, elle eſt abſolument inutile. Ainſi, quoique l'application d'un cataplaſme émollient ſoit très convenable dans certaines circonſtances, ce topique n'eſt pas auſſi utile dans d'autres que l'eſt l'uſage des diſcuſſifs, tels qu'un mêlange d'eſprit-de-vin, d'eau & de vinaigre avec le ſel ammoniac, l'eſprit de Minderetus, le vinaigre de Saturne, &c. Ces remedes, lorſque le tempérament eſt bon, que les circonſtances ſont favorables, qu'on n'a pas épargné les ſaignées, & qu'on a eu ſoin de faire obſerver un régime anti-phlogiſtique, diſſipent l'inflammation ; le malade guérit, ſans être expoſé à ſouffrir de grandes ſuppurations, qui, quoique néceſſaires dans quelques cas, & preſque inévitables dans d'autres, doivent être excitées & favoriſées par l'application des cataplaſmes émollients, lorſqu'elles ſont utiles, plutôt que d'être retardées ou ſupprimées par des remedes contraires.

En général les fractures compliquées exigent d'être pansées tous les jours ; & comme on ne peut mouvoir les pieces fracturées sans causer beaucoup de douleur au malade, il est aussi nécessaire de tenir la partie dans un repos parfait, que de panser souvent.

On a donc rejetté avec raison le bandage roulé, auquel on a substitué judicieusement le bandage à dix-huit chefs. Je me suis déja tellement étendu sur ce point, que la répétition de ce que j'ai dit deviendroit absolument inutile. L'usage des compresses, ou attelles courtes & peu étendues, est plutôt préjudiciable qu'utile par les inconvénients qu'elles produisent.

Quoiqu'on ne doive point se servir de celles qui sont courtes dans les fractures simples & compliquées, pour les raisons que j'ai exposées plus haut, cependant celles qui sont d'une longueur convenable, qui s'étendent d'une jointure à l'autre, & que l'on applique seulement de l'un & de l'autre côté de la jambe, peuvent être employées très utilement dans les fractures simples & compliquées, parcequ'alors elles rendent le membre beaucoup plus ferme & plus stable qu'il ne le seroit sans leur secours.

Je me suis si fort étendu sur la situation que l'on doit donner au membre, en traitant de la fracture simple, que ce seroit abuser de la patience du Lecteur, que de répéter ici ce que j'ai dit à cette occasion. La seule différence qu'il y a entre le traitement d'une fracture simple & celui d'une fracture compliquée, par rapport à la position du membre, est que les parties qui environnent l'os fracturé dans la fracture compliquée soient moins gênées, & par conséquent moins exposées à l'irritation, la douleur, l'inflammation & toutes ses suites. On doit donc préférer une méthode par laquelle on obvie à tous ces accidents, & qui les diminue autant qu'il est possible. Or la position du membre est, dans ce cas, une circonſtance ſi eſſentielle, que ſans elle tous les autres ſecours feront infruc-tueux. L'indication que l'on doit remplir, eſt de donner au membre fracturé une ſituation douce, facile, & la plus favorable aux muſcles bleſſés & déchirés, afin qu'ils ne ſoient pas irrités, comme ils le feroient infailliblement, ſi l'on faiſoit étendre le membre: ce qui les tirailleroit, & produiroit de l'inflammation & la ſuppuration. Telle eſt, dis-je, l'intention que l'on doit avoir. Cette ſituation que je recommande eſt ſi néceſſaire & ſi avantageuſe, ou déſavantageuſe, ſuivant qu'on l'obſerve ou qu'on ne l'obſerve pas, qu'il eſt inutile que je m'étende davantage ſur ce point.

J'ai averti en commençant que mon intention n'étoit pas d'écrire un Traité complet des maladies des os, mais de faire ſeulement quelques remarques, qui, à ce que je crois, pourront être utiles à ceux qui ne ſont pas encore parfaitement inſtruits ſur cette matiere.

J'ai actuellement rempli, à peu près, la tâche que je me suis imposée. Un Auteur ne peut guere donner que des préceptes généraux. La maniere de traiter chaque cas particulier est déterminée par la nature de ce cas, & par le génie du Chirurgien.

Tout le monde sait, ou doit savoir, qu'en général il faut, dans les premiers temps, faire observer un régime antiphlogistique très exact; que l'on appaise la douleur & qu'on procure de la tranquillité au malade par les anodins; qu'on prévient l'inflammation ou qu'on la dissipe par des saignées abondantes & répétées, par des laxatifs, & autres remedes connus & propres à ces maladies. Dans ces premiers temps, on doit diriger le traitement de maniere à prévenir le gonflement inflammatoire, par le secours des discussifs & autres topiques semblables, ou par les émollients & relâchants, lorsque la tension & l'inflammation ont déja paru.

Si ces moyens réussissent, suivant l'exigence particuliere des circonstances, il s'ensuit qu'il ne reste à traiter qu'une plaie sans complication, qui suppure modérément, & qui ne cause pas de grandes douleurs; ou une plaie suivie d'abord d'une inflammation considérable, qui produit ensuite une abondante suppuration, avec douleur & stagnation du pus. Enfin si les secours indiqués ci-dessus sont inefficaces, quelquefois il s'ensuit la gangrene ou le sphacele. Telle est la triple maniere dont se terminent les fractures compliquées, & qui doit par conséquent déterminer différemment la conduite que le Chirurgien doit tenir.

Dans le premier cas, il n'a rien autre chose à faire que de calmer les accidents présents, & dissiper le mal qui est fait, soit par la maniere de panser, ou en garantissant le membre en lui donnant une position convenable. La nature remplira toute seule son objet, & l'art conservera le membre dans sa bonne position : le Chirurgien doit donc bien prendre garde de ne pas troubler les opérations de la nature par des pansements peu méthodiques.

Dans le second cas, lorsque la suppuration est très abondante, & que le pus stagne & croupit renfermé, l'état du malade & celui du membre fracturé exigent toute la sagacité du Chirurgien. Il est quelquefois utile, fort souvent très nécessaire, d'agrandir la plaie pour faciliter l'évacuation du pus : il convient de faire des contre-ouvertures pour la même raison, ou pour faire ensuite l'extraction des esquilles ou pieces d'os qui doivent s'exfolier (*a*). En faisant ces incisions, on doit avoir

(*a*) Quelques Praticiens se servent par timidité, craignant de faire une incision nécessaire, des compresses expulsives pour évacuer le pus qui est en stagnation. La contre-ouverture ou une plus grande incision est toujours préférable, lorsqu'on peut la faire surement & convenablement. Les compresses expulsives agissent quelquefois d'une maniere tout à fait con-

soin de ne pas les multiplier sans nécessité, & de ne les faire qu'en causant le moins de douleur qu'il est possible; ce qui dépend de la maniere dont on opere. Il y a deux indications très opposées, qui exigent dans ces deux états de la maladie toute l'attention du Chirurgien.

Avant que le pus s'amasse, stagne & devienne abondant, la tumeur, la dureté & l'inflammation, suivie de douleurs, d'irritation & de fievre, exigent qu'on multiplie les saignées, qu'on tienne le ventre libre par des médicaments laxatifs, qu'on administre des remedes anti-phlogistiques & anodins, afin de relâcher les parties tendues & enflammées. Lorsqu'une fois

---

traire à l'intention dans laquelle on les applique, & contribuent à faire séjourner le pus & à le retenir. Outre cela, il faut en s'en servant, & pour rendre leur usage efficace, faire un degré de compression plus grand que ne le permet ordinairement l'état dans lequel est le membre dans ces circonstances.

le pus eſt formé, & qu'on lui a préparé une iſſue libre, & que la douleur, la fievre, & autres accidents ſymptomatiques de la ſuppuration ſont calmés, on doit ceſſer alors l'uſage & l'application de ces ſortes de remedes, qui deviennent inutiles.

Les ſaignées & les évacuations diminuent néceſſairement les forces du malade; les cataplaſmes & les remedes émollients relâchent les parties tendues, font ceſſer l'inflammation, & procurent une bonne ſuppuration. Mais lorſqu'on a rempli ces indications, il faut enſuite pourvoir aux forces & à la ſureté du malade; ce qu'on ne peut eſpérer d'obtenir en continuant les mêmes remedes. Le malade a beſoin alors d'être refait & ranimé, autant qu'il étoit néceſſaire auparavant de diminuer ſes forces exceſſives par les évacuations. Il faut donc ſubſtituer aux remedes relâchants & émollients des remedes contraires, puiſque la tumeur & l'inflammation ſont diſſipées. Un air pur & frais ranimera les forces épuisées, le quinquina pris intérieurement sera de la plus grande utilité : les topiques fortifiants doivent absolument remplacer les cataplasmes émollients & relâchants (*a*).

En un mot, si l'on doit, d'après des principes raisonnés, faire usage des cataplasmes dans le premier état de la maladie, l'on doit aussi, par ces mêmes principes, s'en abstenir dans le second temps. Il en est de même des remedes évacuants & du régime antiphlogis-

---

(*a*) Il est surprenant combien une esquille retenue dans la plaie, & qui l'irrite, produit une abondante suppuration, qui dure souvent très long-temps. C'est pourquoi, si la suppuration est abondante, & qu'il n'y ait ni sinus ni croupissement du pus, & que toutes les circonstances soient favorables, il faut examiner la plaie avec soin, afin de savoir si c'est ou si ce n'est pas une esquille ou fragment d'os retenu qui cause tout le désordre, & pour l'extraire convenablement en supposant que cela soit.

tique. La même raiſon qui nous a déterminé à nous en ſervir d'abord, nous preſcrit d'en diſcontinuer l'uſage dans la ſuite.

Souvent le malade périt ou reſte eſtropié de l'un de ſes membres, par le manque d'attention à ſuivre ces préceptes.

Tous les Chirurgiens ſavent que, dans une fracture compliquée ſuivie d'abondante ſuppuration & d'accidents, il arrive quelquefois, même après un traitement très méthodique, que le pus eſt en ſi grande quantité, que le malade en eſt épuiſé, & qu'après avoir beaucoup ſouffert, il eſt encore néceſſaire de faire l'amputation pour lui ſauver la vie (*a*). Je dis que cela arrive quelquefois, lors même

(*a*) Il y a ſur les fractures compliquées une remarque à faire, que l'on ne regardera peut-être pas comme bien intéreſſante : c'eſt que je ne me reſſouviens pas d'avoir jamais vu la fracture conſolidée, toutes les fois qu'on a été obligé de faire l'amputation dans le cas de

qu'on a traité le malade ſuivant les meilleurs principes ; mais je ſuis en même temps perſuadé que ſouvent cela dépend du trop long uſage des remedes relâchants, du régime anti-phlogiſtique & d'une diete trop auſtere. C'eſt pourquoi je prends la liberté d'avertir les jeunes praticiens d'être exacts à obſerver l'état du pouls & le degré de forces du malade, & d'examiner ſoigneuſement la nature de la plaie & de la fracture. Lorſqu'ils s'appercevront que tous les ſymptomes fébriles ſont très diminués & tendent à leur fin, que la tumeur inflammatoire & la dureté ſont diſſipées, que le malade eſt foible, languiſſant & ſans fievre, que ſon pouls eſt petit, plutôt foible que dur & plein, que l'appétit commence

---

ſuppurations exceſſives. Lorſqu'on a jugé l'amputation néceſſaire, à raiſon de l'épuiſement du malade par des ſuppurations trop abondantes, je n'ai jamais vu la fracture conſolidée, réunie ; les bouts fracturés étoient abſolument vacillants & déſunis.

à ſe perdre, que le malade a de la diſpoſition à ſuer ou à avoir le dévoiement, & que tout cela arrive en conſéquence d'une ſuppuration exceſſive du membre, qui a ſouffert auparavant une inflammation conſidérable, mais qui alors eſt plutôt mol, exténué, que dur & enflé; dans ces cas, dis-je, il faut ranimer & reſtaurer le malade, donner de l'action & de la vigueur au membre affoibli : & je ſais par expérience qu'alors on réuſſit quelquefois contre toute eſpérance. On aura au moins la ſatisfaction d'avoir eſſayé les ſecours de l'art les mieux indiqués; & ſi l'on eſt obligé enfin de faire l'amputation, le malade s'y ſoumettra avec beaucoup moins de répugnance quand il aura éprouvé l'inefficacité des meilleurs remedes, & plus aiſément que ſi on ne les eût pas eſſayés.

J'ai dit qu'une fracture compliquée pouvoit ſe réunir & ſe conſolider ſelon la premiere intention, pour parler le langage de l'école. Il y a des circonſtances

tances heureuſes où cela arrive quelquefois, ou bien la fracture eſt compliquée d'inflammation conſidérable, d'abſcès multipliés, & d'abondante ſuppuration ; ce qui demande toute la prudence & le ſoin du Chirurgien, quoique, malgré toutes ſes peines, la perte du membre ou la mort du malade s'enſuive. Enfin la gangrene & la mortification ſont quelquefois les ſuites inévitables d'un pareil accident.

J'ai déja traité les deux premiers points, il me reſte à parler du troiſieme.

La gangrene eſt quelquefois l'effet de la léſion du membre dans l'inſtant de la fracture, ou de la dilacération des parties par la ſortie de l'os qui a paſſé à travers les chairs.

Quelquefois auſſi la gangrene eſt l'effet d'un traitement négligé ou peu méthodique ; des efforts ou de la violence qu'on a employés en faiſant l'extenſion ; de l'irritation des parties bleſſées, par la préſence ou l'extraction forcée des esquilles ou fragments d'os; des pansements douloureux; de la mauvaise situation du membre, & de la négligence à faire un nombre suffisant de saignées, & par l'omission des remedes anodins, des évacuations, &c. Toutes ces causes, ou quelques-unes seulement, suffisent pour exciter une inflammation assez considérable pour qu'elle dégénere en gangrene, ou pour que la gangrene soit la suite nécessaire de l'inflammation.

Quand la gangrene survient en conséquence de la lésion faite au membre dans l'instant de la fracture, elle se manifeste ordinairement très promptement, & ses progrès sont trop rapides pour que l'art puisse les arrêter. C'est pourquoi, lorsque la nature du mal est telle que la gangrene & la mortification s'ensuivent fort promptement, il n'y a pas de temps à perdre, & on ne doit espérer de guérir que par une prompte amputation. J'ai déja dit que la mort du malade, ou l'espérance de le ſauver, dépendoient d'un eſpace de temps fort court. Si l'on temporiſe & que l'on differe juſqu'à ce que la gangrene ſe ſoit emparée du membre, l'opération deviendra inutile; & ſi on la fait, elle accélérera la mort du malade. Si l'on attend un changement apparent dans la partie fracturée, c'eſt attendre juſqu'à ce que l'occaſion favorable d'être utile au malade ſoit paſſée. La gangrene s'eſt déja emparée du tiſſu cellulaire qui enveloppe les nerfs & les vaiſſeaux ſanguins, avant que de ſe manifeſter aux téguments, & elle s'étend toujours beaucoup plus profondément & beaucoup plus haut dans la membrane graiſſeuſe, tandis qu'elle paroît à peine à la peau. Enfin j'ai vu ſouvent faire l'amputation après le commencement & l'apparition de la gangrene; mais je n'ai jamais vu cette opération réuſſir, elle a toujours hâté la mort du malade.

C'eſt pourquoi, autant que l'expérience me permet de prononcer ſur cette matiere, je ferois d'avis qu'on ne temporisât pas aussi long-temps en faisant tous ces essais, mais qu'on employât toutes les ressources de l'art à aider la nature pour séparer le mort du vif, lorsqu'on a négligé ou qu'on n'a pas saisi l'occasion favorable quand elle s'est présentée : méthode qui réussit encore quelquefois, quoiqu'assez rarement.

Si les parties sont déchirées & mutilées au point que la circulation ne puisse plus s'y faire, ou si la gangrene est l'effet immédiat de cette lésion, la mort du malade est la suite ordinaire & très prompte de l'omission ou du délai que l'on met à faire l'amputation, dans l'idée de vouloir conserver le membre. Mais si la gangrene n'est pas produite immédiatement par le désordre des parties lésées, & qu'elle soit au contraire l'effet d'une inflammation excessive, de la mauvaise constitution du malade, de la situation peu méthodique du membre, &c. il est quelquefois au pouvoir de l'art de dompter ces accidents au point d'obtenir la séparation des parties gangrénées d'avec celles qui ne le sont pas. Les moyens propres à remplir cet objet doivent être variés suivant les circonstances & les causes. On doit prescrire une diete austere à ceux qui sont d'un tempérament sanguin, de même qu'aux bilieux : il faut employer toutes les especes de remedes évacuants dans l'un & l'autre cas. Il faut au contraire fortifier & restaurer les malades d'une constitution foible & languissante : il convient aussi de corriger les fautes qu'on a commises dans le traitement de la plaie & de la fracture. En un mot, il faut varier les remedes suivant les circonstances & la nature du mal, & l'on ne peut donner sur ce point que des regles générales.

L'inflammation exige qu'on fasse des saignées, & qu'on lâche le ventre par des médicaments laxatifs : les remedes anti-phlogistiques ne doivent pas être oubliés. La douleur & l'irritation requierent l'usage des anodins, du quinquina, uni dans certaines circonſtances avec les rafraîchiſſants, & d'autres fois avec les cordiaux. On fait ceſſer la tenſion & la dureté avec les cataplaſmes émollients & les fomentations de même nature, & ſur-tout en panſant mollement & en ſe ſervant de topiques adouciſſants.

La plupart des Auteurs qui ont écrit ſur la gangrene ont propoſé l'uſage des topiques anti-ſeptiques ſtimulants, & les ſcarifications. Il eſt eſſentiel d'obſerver que je ne parle ici de ces deux moyens curatoires, que comme preſcrits & employés tandis que la gangrene ſe forme & que les parties ne ſont pas encore mortifiées, comme quelques-uns l'ont conſeillé. Lorſque la tenſion inflammatoire ſubſiſte, l'indication principale paroît être de calmer la douleur, de relâcher les parties tuméfiées, afin d'obtenir une ſuppuration louable, & par conſéquent la ſéparation de celles qui ſont mortes. Or, les médicaments chauds & irritants, tels que la teinture de myrrhe, d'aloës & d'euphorbe, le mêlange de teinture de myrrhe avec le miel ægyptiac, & autres especes de médicaments semblables dont on a coutume de se servir très souvent, sur-tout dans les fractures compliquées produites par armes à feu; ces médicaments, dis-je, me paroissent absolument opposés à l'indication qu'il faut remplir, qui est d'établir une suppuration convenable. Je sais qu'on répond à cela qu'un topique stimulant aide la nature, & l'excite à séparer les parties mortifiées; mais cela a d'abord été dit sans preuves suffisantes, & cette pratique a été ensuite continuée avec confiance, mais sans raison, comme il est aisé de s'en convaincre par l'expérience. Le préjugé où l'on étoit que les plaies d'armes à feu étoient venimeuses, & que la gangrene qui en est souvent la suite étoit produite par le feu, a donné lieu à cette pratique, qui n'a pu être que très funeste à l'humanité. Une plaie faite par arme à feu, avec ou ſans fracture, eſt une plaie contuſe au plus haut degré, & avec dilacération ; & réciproquement une plaie contuſe & dilacérée exige le même traitement qu'une plaie d'arme à feu qui n'attaque que les parties molles. L'indication, dans l'un & l'autre cas, eſt d'appaiſer la douleur, l'irritation & l'inflammation, de relâcher les parties trop dures & trop tendues, de faire ceſſer le gonflement, & de procurer par ce moyen une louable ſuppuration, qui fera elle-même la ſéparation des parties qui ne doivent plus être unies avec celles qui ſont ſaines. Or les ſeules lumieres de la raiſon ſuffiſent pour nous apprendre ſi l'on peut eſpérer de remplir cet objet, en ſe ſervant de toquiques chauds, ſtimulants, & qui criſpent & durciſſent les chairs ſur leſquelles on les applique.

Les ſcarifications ne m'ont jamais paru devoir être utiles & réuſſir, lorſqu'on les fait dans le temps & de la maniere qu'on preſcrit ordinairement de les faire. Quand une partie est absolument gangrénée, des incisions suffisamment profondes évacueront une certaine quantité de matiere ichoreuse, âcre & nuisible ; elles feront sortir l'air, qui est l'effet de la putréfaction, & par-là contribueront à soulager le membre, & faciliteront l'application des topiques convenables. Mais lorsque la gangrene n'est pas encore formée, & que les parties sont dans le plus haut degré d'inflammation, quel avantage peut-on retirer de l'incision superficielle de la peau faite avec une lancette ? Assurément il n'en peut résulter aucun bien pour le malade, & je n'ai jamais vu ces sortes de mouchetures réussir, quoique je les aie vu pratiquer très souvent. Si la peau est encore saine & sensible, la moucheture ou incision superficielle qu'on fera à la surface causera de la douleur, & augmentera l'inflammation. Au contraire, si la peau est entiérement gangrénée, ces mouchetures deviendront inutiles, & ne pourront point faire ſortir librement la ſanie & l'air élaſtique contenus profondément dans les cellules du tiſſu graiſſeux.

On peut conclure de tout ce que j'ai dit ci-deſſus, qu'il y a trois temps ou trois états dans les fractures très compliquées où l'amputation eſt néceſſaire & convenable ; de ſorte que le ſuccès de cette opération conſiſte en grande partie à ſaiſir à propos ce temps précis & limité.

Le premier eſt immédiatement après l'accident, avant que l'inflammation ſe ſoit emparée du membre fracturé. Si l'on perd ce moment favorable, il en réſulte une gangrene ou une ſuppuration très abondante. Si c'eſt la gangrene qui ſurvient, on doit différer l'amputation juſqu'à ce qu'il y ait une ſéparation parfaite & entiere des parties mortifiées d'avec celles qui ſont ſaines. Au contraire, ſi la ſuppuration eſt abondante & que les abſcès ſe multiplient, on ne doit propoſer l'amputation, que lorſqu'on eſt aſſuré qu'il n'eſt pas poſſible de guérir le malade autrement, & lorſqu'on eſt également certain qu'en ne faiſant pas l'amputation, les forces s'épuiſeront par une ſuppuration ſi abondante, que la mort s'enſuivra néceſſairement. Dans ce cas, l'amputation réuſſit d'autant mieux, qu'elle eſt faite plus promptement. Dans le premier état, on doit faire cette opération avant que les ſymptomes de l'inflammation ne paroiſſent; dans le ſecond, on doit attendre la criſe de cette inflammation; & dans le troiſieme, on doit ſe déterminer d'aprés l'état du malade, comparé avec la nature de la fracture & l'abondance de la ſuppuration.

Des Luxations en général.

Le même principe inculqué si souvent dans les pages précédentes sur l'extension ou le relâchement des muscles, c'est-à-dire sur leur état résistant ou non-résistant, & qui dépend de la position du membre; ce principe, dis-je, peut être appliqué avec une égale certitude & un égal avantage aux luxations comme aux fractures. Sans cette considération, on ne peut avoir des idées justes & raisonnées sur la nature & le traitement de ces deux maladies. En effet, il est absolument nécessaire d'avoir une parfaite connoissance de la disposition, de la force, des attaches & des usages des muscles, au moins de ceux des extrémités : & si les jeunes Chirurgiens donnoient aux dissections anatomiques une attention suffisante & réfléchie, s'ils disséquoient eux-mêmes les muscles, les tendons, les vaisseaux & les nerfs, s'ils examinoient avec soin la structure, la dispoſition & les connexions des ligaments & des autres parties qui ſervent aux articulations, enfin s'ils réfléchiſſoient ſur les effets qui réſultent de l'action des muſcles & des tendons par rapport aux jointures, ils auroient des idées beaucoup plus nettes & plus juſtes ſur les luxations. Ils ſauroient ſe rendre raiſon de ce qu'ils font, & ne s'en rapporteroient pas aveuglément à la bonne foi des Auteurs, qui ſouvent n'ont fait que ſe copier les uns les autres. Ce que les anciens ont écrit ſur les luxations, & les machines qu'ils ont inventées pour réduire les os luxés, nous prouvent clairement qu'ils ſe propoſoient d'employer une force plus ou moins conſidérable, & que cette ſorce produite par leurs machines ou inſtruments devoit néceſſairement agir avec violence. En effet, preſque toutes ces machines ſont plus propres à luxer les os qu'à les réduire. Je ne prétends pas dire pour cela que toutes ſoient également mauvaiſes ou défectueuſes; je dis ſeulement qu'il eſt rare d'en trouver d'aſſez bien inventées pour qu'elles puiſſent remplir exactement l'intention pour laquelle on s'en ſert, & cela de la maniere la moins douloureuſe & la plus convenable à la nature ou au méchaniſme des parties ſur leſquelles on opere, ou pour l'exécuter aiſément & ſans peine. Ces machines agiſſent donc principalement par violence, comme je l'ai déja dit. Ce n'eſt pas encore tout. Quelques-uns de ces inſtruments ont encore un autre défaut, qui peut en rendre l'uſage très dangereux : c'eſt que le Chirurgien ne peut pas toujours graduer comme il veut la force ou la puiſſance de l'inſtrument, qui agit trop ou pas aſſez ſuivant les différentes circonſtances, & ſuivant qu'on s'en ſert avec plus ou moins de précautions.

Je n'ignore pas qu'on a abandonné la plupart de ces machines, & qu'on en a perfectionné quelques-unes au point de les rendre utiles ; mais elles pechent toujours par le même principe ſur lequel on a conſtruit toutes les autres. Elles n'agiſſent que par violence; elles fatiguent les malades, & leur cauſent ſouvent beaucoup de douleur, tandis qu'avec un peu de dextérité & avec une connoiſſance exacte de la ſtructure des parties léſées & dérangées, on rempliroit le même objet fort aiſément.

Dans les luxations comme dans les fractures, l'attention doit être dirigée entiérement ſur les muſcles qui appartiennent à la partie malade. Ces muſcles ſont des puiſſances motrices par leſquelles les articulations, comme toutes les autres parties mobiles, ſont miſes en jeu. Tant que celles qui doivent être mues ſont dans leur ſituation naturelle, leur action ſe fera réguliérement, & reſtera ſoumiſe à la volonté, du moins par rapport aux mouvements volontaires. Mais quand ces mêmes parties ſont dérangées & hors de leur lieu naturel, l'action ou la puiſſance des muſcles ne ceſſe pas pour cela ; au contraire, elle continue & augmente occasionnellement : mais, au lieu de produire des mouvements réguliers & volontaires, les muscles déplacent les parties auxquelles ils s'attachent, lesquelles ne peuvent exécuter alors leurs fonctions propres & naturelles.

C'est de là que dépend essentiellement la difficulté qu'on éprouve quand on essaie de réduire une luxation. Les os qui forment les articulations ou les ligaments qui unissent les os entr'eux, n'opposeroient en général qu'une foible résistance, & la réduction de l'os luxé n'exigeroit qu'un degré de force bien peu considérable, s'il ne falloit vaincre auparavant la force & l'action des muscles & des tendons de la même partie : car si nous examinons les jointures sur un cadavre, nous trouverons que non seulement elles se meuvent toutes par le moyen des muscles & des tendons, & que, quoique les ligaments servent réellement à unir & à lier enſemble les os mobiles, puiſque les mouvements ne ſe feroient pas bien ſans ces ligaments, néanmoins, lorſque ces ligaments ſont privés de toutes les connexions qu'ils ont avec les muſcles & les parties voiſines, ils ſont alors ſi foibles, ſi lâches & ſi extenſibles, qu'ils ne ſervent guere qu'à unir foiblement les os & à retenir la ſynovie. La force & le mouvement des jointures dépendent donc en grande partie des muſcles & des tendons, qui fortifient & recouvrent les jointures & les ligaments : ce qui a lieu dans les articulations qui permettent un grand mouvement, comme dans celles où le mouvement ſe fait très promptement. De là il ſuit que comme la figure, la mobilité, l'action & la force des articulations principales dépendent beaucoup plus des muſcles & des tendons, que des ſimples ligaments, nous devons diriger toute notre attention vers les muſcles, puiſque ce ſont eux qui s'oppoſent néceſſairement à tous les efforts que nous faiſons pour réduire une luxation. Il faut éluder ou vaincre la réſiſtance qu'ils oppoſent : expreſſion qui preſente un ſens bien différent, dont chaque Praticien doit bien connoître la valeur.

Ces réflexions nous conduiſent à des principes certains & très utiles, dont on ne peut acquérir la connoiſſance ſur le ſquelette artificiel. Je veux parler des ligaments internes & externes, des cartilages fixes & mobiles, & des organes qui fourniſſent la ſynovie.

Ce que je dis paroîtra peut-être trop ſimple & trop ſenſible à ceux qui connoiſſent bien cette matiere, pour qu'il n'eût pas été néceſſaire d'en faire mention, tandis que ces connoiſſances manquent à ceux qui ne ſont pas ſuffiſamment verſés dans la pratique de l'anatomie ; & je ſuis convaincu que la plupart des Praticiens n'ont pas d'idées nettes des articulations, & qu'ils n'en connoiſſent que ce qu'ils ont pu en apprendre en regardant un ſquelette, ou quelques os desséchés : connoissance qui est toujours très imparfaite.

Je n'ai actuellement ni le loisir ni l'inclination de traiter cette matiere à fond, & dans tous les détails nécessaires : de plus, je crains bien fort d'avoir poussé à bout la patience du Lecteur ; c'est pourquoi je ne le fatiguerai pas plus long-temps. Je vais seulement donner quelques principes fondamentaux relatifs aux luxations en général, tirés de la structure des parties qui sont affectées dans cette maladie, & qui peuvent être appliqués presque invariablement à chaque luxation en particulier.

I.

Quoiqu'un os ait été luxé par une violence considérable, il ne s'ensuit pas pour cela qu'on doive employer un même degré de force pour réduire cette luxation.

I I.

Dans une luxation, l'os ou au moins

un des os qui composent l'articulation, est retenu dans une situation contre nature par l'action des muscles voisins : cette action musculaire devient en quelque maniere tonique par l'immobilité de l'articulation, & n'est plus soumise à l'empire de la volonté.

I I I.

Les ligaments capsulaires de quelques-unes des articulations qui permettent un grand mouvement, sont foibles, extensibles & constamment humides ; c'est pour cela qu'ils peuvent souffrir une violence considérable sans être déchirés, quoique cette rupture se fasse quelquefois.

I V.

S'il y a rupture des ligaments capsulaires, ce qui arrive assez rarement, cela ne forme pas un cas très grave. Cette rupture n'empêche pas la réduction, lorsqu'on essaie de la faire à temps & convenablement, & la maludie n'en eſt pas beaucoup plus fâcheuſe (*a*).

(*a*) Dans la luxation du tibia avec fracture du péroné, les ligaments forts, non élaſtiques & tendineux, qui lient l'extrémité du tibia avec l'aſtragal & le calcanéum, ſont ſouvent rompus ; mais comme ils reprennent preſque toujours leurs forces & leur état naturel par un traitement méthodique, on a tout lieu de croire que des ligaments plus foibles & plus ſuſceptibles d'extenſion reprendront tout auſſi bien. Le ſeul accident qui, ſelon toute apparence, peut réſulter de la rupture de ces ligaments, eſt l'effuſion de la ſynovie, dont je crois avoir vu un exemple à la jointure du pied dans une perſonne d'un mauvais tempérament. Il ne me paroît pas que la rupture de la capſule qui unit l'os du bras avec l'omoplate, puiſſe être un obſtacle fréquent à la réduction du bras ; car depuis plus de vingt ans que je prends ſoin des malades de l'Hôpital, je n'ai jamais vu une ſeule luxation dont la réduction ait été impraticable lorſque j'ai eſſayé de la faire à temps. Il ſeroit en effet bien extraordinaire que je n'euſſe jamais rencontré cette eſpece d'accident, ou qu'il eût échappé auſſi à l'attention des Chirurgiens qui pratiquent ſous ma direction. Mais ſuppoſé que

V.

En ſuppoſant même que cet accident arrive fréquemment, comme il eſt impoſſible de ſavoir bien certainement s'il y a ou s'il n'y a pas rupture, & dans quel endroit des ligaments elle exiſte, on ne peut, d'après une ſimple ſuppoſition, établir une regle de conduite particuliere; & une conjecture ne doit pas nous faire déroger aux préceptes reçus & généraux, lorſque rien ne nous détermine à croire qu'il y a rupture des ligaments. Cependant s'il y avoit des ſignes certains qui indiquaſſent le lieu & l'exiſtence de cette rupture, on pourroit en tirer des avantages très réels.

V I.

Toute la force que l'on emploie pour réduire un os luxé doit toujours être

---

cela ſoit arrivé quelquefois, je puis aſſurer que je ne me reſſouviens pas qu'en pareil cas aucun des Chirurgiens du même Hôpital ait trouvé de l'impoſſibilité à réduire la luxation.

appliquée à l'extrémité inférieure de cet os, & à ce seul os autant qu'il est possible, soit que cette force soit grande ou petite, soit qu'on se serve des mains, des lacs ou des machines.

'Dans toute jointure susceptible de luxation, la même circonstance qui expose l'os à être déplacé sert considérablement aussi à sa réduction. Je veux parler de l'allongement & de l'extension des ligaments, & de la faculté qu'ils ont de céder & de prêter quand on étend le membre.

Voilà la raison la plus forte que l'on puisse donner pour qu'on applique à l'os luxé, & non pas à celui qui est au dessous, toute la force qu'on emploie pour réduire une luxation. Les ligaments de l'os luxé cédant & s'allongeant peu à peu, la réduction s'accomplit aisément. Ceux qui appartiennent à l'articulation suivante, & qui est saine, cedent aussi, & toute la force qui est appliquée à l'os contigu se perd nécessairement dans l'articulation qui n'a pas souffert, & par conséquent devient presque inutile.

Appliquons ce principe à la luxation de l'*humerus*, & nous reconnoîtrons pourquoi l'ambi dans lequel toute l'extrémité supérieure est liée, attachée, & soumise à l'extension que fait cette machine, est défectueux, & peut même être pernicieux. Ce même principe nous fait voir encore pourquoi les machines construites selon les mêmes vues générales, mais dans lesquelles l'avant-bras n'est pas attaché, remplissent leur objet avec très peu de force; pourquoi la méthode vulgaire de réduire cette luxation, méthode qui réussit souvent, & dans laquelle l'opérateur appuie son talon sous l'aisselle du malade situé horizontalement, est quelquefois sans succès, le Chirurgien n'étant pas aidé ni secouru convenablement, & se contentant de tirer seulement à soi le poignet du malade; pourquoi, dans la luxation de la cuisse, la force de cinq ou six personnes partagées entre le genou

genou & les chevilles, eſt inſuffiſante, tandis que quatre ou même trois perſonnes ſuffiſent pour réduire cette luxation, ſi elles tirent ſeulement le genou & le fémur, comme je l'ai ſouvent éprouvé.

On pourroit faire encore d'autres applications du même principe; mais celles-ci ſuffiſent pour ceux qui ſaiſiſſent bien le précepte, & qui en ſentent toute la force.

VII.

Dans la réduction des os qui ſe terminent par une tête reçue dans une cavité, comme dans l'articulation du bras avec l'omoplate, dans celle de la cuiſſe avec la cavité cotyloïde, tout le corps du malade ſera retenu ferme & immobile autant qu'il ſera poſſible, pour les mêmes raiſons alléguées ci-deſſus.

VIII.

Pour employer avec le plus grand avantage une force extenſive, & pour exciter par là le moins de douleur & d'inconvénient, il est nécessaire que toutes les parties qui servent au mouvement de l'os luxé, ou qui y sont contiguës, soient disposées de maniere à résister le moins qu'il est possible.

Voilà le premier & le grand principe que tout Chirurgien doit suivre dans la réduction des luxations. Ce principe nous fait voir pourquoi il est absolument nécessaire d'avoir une connoissance exacte de tous les muscles & des tendons qui font mouvoir les articulations ou qui les avoisinent, lorsque l'on veut agir scientifiquement & que l'on desire sincérement de soulager l'humanité. Il nous apprend encore que la simple situation du membre qui est au-dessous de l'os luxé, relâche ou distend les parties qui ont quelque connexion avec la jointure disloquée, & par conséquent que cette situation fait elle seule la moitié de la réduction. Ce même principe nous fait voir pourquoi l'*humérus* luxé se réduit pour ainsi dire de lui-même, en changeant ſeulement la poſition du bras, lorſqu'on a fait auparavant & ſans ſuccès de violents efforts pour réduire l'os; pourquoi il eſt impoſſible de réduire l'*humérus* luxé, en faiſant étendre le bras & l'avant-bras horizontalement, de maniere que l'extrémité ſupérieure faſſe un angle droit avec le tronc; pourquoi l'on réuſſit très ſouvent à réduire l'*humérus*, en appuyant le talon ſur le creux de l'aiſſelle, quoique cette méthode ait deux inconvénients très réels, ſavoir, qu'une partie de la force ſe perd dans le coude, & qu'une des têtes du biceps éprouve une forte tenſion; pourquoi il eſt pernicieux & abſurde de lier & d'attacher l'avant-bras dans l'ambi ordinaire, & cela pour les mêmes raiſons; pourquoi l'avant-bras doit toujours être plié, quelle que ſoit la méthode qu'on emploie, parceque la longue tête du biceps offre une réſiſtance conſidérable quand l'avant-bras eſt dans l'extenſion; pourquoi, dans la luxation de l'*humérus* en devant, la tête de l'os étant ſituée ſous le grand pectoral, la réduction devient très difficile, lorſqu'on fait étendre le bras & qu'on le porte en arriere, ce qui diſtend & tiraille ce muſcle; & pourquoi au contraire la réduction ſe fait aiſément en portant le bras en devant, ſituation qui relâche le muſcle grand pectoral; pourquoi, dans la luxation du coude, on doit toujours faire plier l'avant-bras pour faire la réduction; pourquoi, dans la luxation du pied, en conſéquence d'une fracture du péroné, il eſt toujours fort difficile & quelquefois impoſſible de réduire la luxation, ou de la maintenir réduite lorſqu'on met la jambe dans l'extenſion; & pourquoi la flexion de la jambe aide puiſſamment à faire la réduction, & à maintenir l'os réduit; pourquoi, dans la luxation de la cuiſſe, quel que ſoit le procédé que l'on ſuive pour faire la réduction, la poſition droite de la jambe & de la cuiſſe augmente toujours la difficulté dans la réduction; & pourquoi, en faisant fléchir la jambe & la cuisse, ce qui diminue les douleurs du malade, cette situation est la plus favorable pour réduire l'os. La position la meilleure est & doit être en effet celle dans laquelle les muscles les plus disposés à résister, sont mis dans le plus grand relâchement possible (*a*).

IX.

Dans la réduction des os qui se

(*a*) Dans les essais que l'on fait pour réduire la luxation de la cuisse, il y a une circonstance qui rend tous les efforts inutiles, lorsqu'on la néglige.

Il est ordinaire & même nécessaire de placer & d'attacher le malade sur une table ou sur un lit, afin de rendre le tronc ferme & stable. Le bandage ou le lacs qui lie le malade est fixé dans l'aine, un chef passe sur le ventre, & l'autre sous la fesse, pour être ensuite attaché à quelque chose d'immobile. Si ce bandage est placé, comme je l'ai vu, dans l'aine du côté de la luxation, il nuira à la réduction bien loin de la faciliter.

terminent par une tête reçue dans une cavité, on ne doit essayer de replacer la tête de l'os, que lorsqu'elle est sortie par l'extension du lieu qu'elle occupe, & lorsqu'elle est presque déja de niveau avec la cavité.

Ce précepte nous fait découvrir un autre défaut dans l'ambi ordinaire, & pourquoi l'espece d'ambi que M. *Freke* a appellé son commandeur est le meilleur de tous les instruments de ce genre, parceque c'est un levier joint à un extenseur dont on peut se servir pour le bras, qui n'exige qu'une très petite extension, & qui peut cependant en faire une très grande. De plus, cette machine est graduée, & obéit par conséquent à la volonté du Chirurgien. Cela nous fait voir encore pourquoi l'ancienne méthode de réduire les luxations avec l'échelle, ou la porte, produit quelquefois une fracture du col de l'*humérus*, comme je l'ai vu arriver :

Pourquoi, lorsqu'on n'a pas fait une

extenſion ſuffiſante, la ſerviette dont le Chirurgien ſe ſert, & qui eſt paſſée ſous l'aiſſelle du malade, eſt plus nuiſible qu'utile en pouſſant la tête de l'*humérus* ſous le col de l'omoplate, au lieu de la diriger dans ſa cavité :

Pourquoi un rouleau de bois paſſé ſous l'aiſſelle produit le même effet :

Pourquoi la méthode ordinaire, d'abaiſſer & de plier l'os du bras avant d'avoir fait une extenſion ſuffiſante, empêche la réduction en pouſſant la tête de l'os ſous l'omoplate, tandis qu'en continuant l'extenſion pendant une minute de plus, on ſeroit parvenu à replacer l'os dans ſon lieu naturel.

Je ſais qu'on a coutume de dire qu'une ſimple extenſion tire & fait ſortir la tête de l'os hors de la cavité de l'aiſſelle dans laquelle elle étoit logée, ſans la replacer dans la cavité glénoïde de l'omoplate.

Je réponds à cela que quand la tête de l'*humérus* eſt tirée hors de l'aiſſelle, & miſe de niveau avec la cavité de l'omoplate, il eſt très inutile de continuer & d'augmenter l'extenſion, qui empêcheroit l'*humérus* de rentrer dans ſa cavité. Tout ce que le Chirurgien doit faire, c'eſt de conduire la tête juſqu'au point de la mettre de niveau avec ſa cavité correſpondante; les muſcles qui s'attachent à l'*humérus* feront le reſte, ſoit que le Chirurgien le veuille ou ne le veuille pas.

En effet, examinez tous les moyens rationnels & toutes les méthodes de réduire la luxation de l'*humérus*, vous trouverez qu'ils agiſſent d'après ce principe, quoique cela paroiſſe autrement à ceux qui n'y ont pas réfléchi. L'ambi ordinaire réuſſit même par le moyen de l'extenſion qu'il opere en abaiſſant le bras, & non pas par ſon levier. Cette partie de la machine, bien loin d'aider à la réduction, y met ſouvent un obſtacle conſidérable, & s'oppoſe quelquefois à l'intention du Chirurgien, en pouſſant la tête de l'*humérus* contre l'omoplate, avant qu'elle ſoit ſuffiſamment dégagée & ſortie de la cavité de l'aiſſelle.

S'il étoit néceſſaire d'appuyer & de confirmer cette doctrine, je dirois que la ſuppoſition de la rupture de la capſule étant une circonſtance qui arrive ſouvent dans cette luxation, & qui met obſtacle à la réduction, c'eſt un motif puiſſant qui doit nous engager toujours à faire de ſemblables extenſions, puiſqu'il eſt très vraiſemblable que la tête de l'os retournera par la même rupture dans la capſule, lorſque cette capſule eſt modérément élargie, beaucoup plus aiſément que lorſqu'elle ſe ride ou ſe replie.

X.

Le dernier principe que j'expoſerai, & que je voudrois pouvoir inculquer fortement, eſt que l'on doit toujours employer par degré la quantité de force que l'on juge être néceſſaire pour réduire une luxation; qu'il ne faut d'abord employer qu'une force très petite, que l'on peut augmenter ensuite peu à peu.

Quiconque réfléchira sur ce qu'on se propose en faisant l'extension, & quiconque connoîtra quelles sont les parties qui font la résistance, & quels sont les moyens les plus propres à la vaincre, n'aura pas besoin de fortes preuves pour acquiescer à ce principe; car les avantages qui résultent de l'omission ou de l'observation de ce précepte sont très sensibles.

Ceux qui n'en ont pas d'expérience, ne croiront pas qu'on puisse porter à un degré d'extension considérable des parties que l'on distend, & que l'on fait prêter peu à peu, sans cependant les rompre ou les violenter, puisqu'une grande force qui agit subitement peut causer des accidents très fâcheux.

Je sais que l'on a loué & recommandé la force de percussion, *vis percussionis*, comme ayant réussi dans quelques luxations difficiles; mais j'en ai vu résulter des accidents si funestes, que je ne puis l'adopter & me déclarer en ſa faveur. L'extenſion des membranes, des muſcles & des ligaments leur permet de s'allonger & de prêter beaucoup ſans ſe rompre, ſi cette force agit par degré, & ſi l'on donne à ces parties le temps de céder & de s'allonger : mais une force extrême, appliquée & miſe en œuvre ſubitement, peut cauſer des accidents très fâcheux dans les luxations, comme dans toute autre circonſtance relative à la Chirurgie.

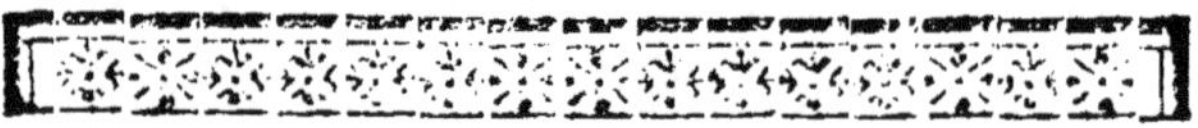

REMARQUE DU TRADUCTEUR,

Sur le Principe VI de M. POTT.

M. *DUPOUI*, Membre du College de Chirurgie de Paris, a lu à l'Académie de Chirurgie un Mémoire sur les moyens de réduire les fractures & les luxations. Il a proscrit de leur traitement toutes sortes de machines, & tous les moyens violents dont on étoit dans l'usage de se servir jusqu'alors, soit pour faire leur réduction, soit pour maintenir, pendant le cours du traitement, les parties dans l'état où on les avoit mises.

On n'ignore pas, dit M. *Dupoui*, la difficulté qu'on a toujours trouvée à réduire la luxation de la cuisse, ainsi que la quantité de forces qu'on y appliquoit pour y parvenir, le plus souvent ſans ſuccès. Je puis dire que je l'ai ſimplifiée au point que j'ai rendu cette réduction plus prompte & plus facile que celle de la luxation du bras. Voici cette méthode.

Je n'emploie point de lacs, je ne fais pas non plus de contre-extenſion; je me ſuis contenté juſqu'à préſent de la ſeule réſiſtance du corps. Je place le malade horizontalement ſur ſon dos; j'étends également la partie malade, & je la poſe contre la ſaine. Je fais preſſer fortement ſur le genou, par la main d'un aide, afin de tenir cette partie dans l'extenſion la plus exacte, dans laquelle les muſcles ſe trouvent poſés auſſi parallélement qu'il eſt poſſible. J'embraſſe d'une main le coude-pied, & de l'autre main le talon : ſans lever la partie en aucune façon, je la tire très médiocrement; & dans l'inſtant les muſcles obéiſſent, s'étendent, & remettent ſeuls la tête dans ſa cavité.

C'eſt par cette pratique toute ſimple

que j'ai réduit quatre de ces luxations en présence de mes Confreres, continue toujours M. *Dupoui* : ce qui s'est exécuté dans l'une de ces réductions avec une promptitude dont j'ai été surpris moi-même. Comme le sujet étoit fort mince, & que la luxation étoit faite depuis huit jours, je pris quelques précautions qui me parurent ensuite inutiles, par la facilité avec laquelle elle se fit.

M. *Fabre*, Membre du College de Chirurgie, lut à l'Académie royale de Chirurgie, le 14 Avril 1763, jour de la séance publique, un Mémoire sur une nouvelle méthode de réduire la luxation de la cuisse & du bras. Il établit pour principe que la difficulté des réductions vient moins de la résistance qu'oppose la contraction involontaire des muscles, que du lieu où l'on applique les forces qui font l'extension & la contre-extension. La regle générale établie pour l'extension, est d'appliquer la puissance à l'os même fracturé ou luxé. M. *Dupoui*, Membre de l'Académie, dans un Mémoire qu'il a lu précédemment, assure avoir réussi avec très peu d'efforts dans la réduction de quelques luxations, en tirant le membre par un endroit plus éloigné, comme au dessus du poignet pour la réduction de l'os du bras, & par le pied, pour la luxation de la cuisse. Un homme s'étoit luxé la cuisse en montant derriere un carrosse : la tête de l'os fut portée avec violence à la partie postérieure de la cavité de l'os de la hanche, & se logea dans l'intervalle des muscles fessiers. Un Chirurgien, qui vit le malade presque à l'instant de l'accident, fit beaucoup d'efforts inutiles, quoique bien dirigés, suivant les regles reçues pour la réduction de cette luxation. M. *Dupoui*, appellé dans cette circonstance, étendit horizontalement la cuisse malade contre la saine, & pendant qu'un aide appuyoit avec les mains sur le genou, il alla prendre le pied. A peine l'eut-il tiré, sans employer beaucoup de forces, que le bruit de la tête de l'os annonça qu'elle étoit rentrée dans sa cavité. L'événement qui surprit tout le monde fut presque aussi prompt qu'un clin d'œil. M. *Fabre* adopte le procédé qui a eu un succès si favorable. Il a eu occasion de prouver la supériorité de cette méthode, & il rend raison de la facilité avec laquelle cette opération réussit. Les liens destinés à faire les extensions n'agissent plus sur les muscles qui doivent être allongés : de là vient la moindre douleur, & l'absence des obstacles qui s'opposoient au succès de l'extension. M. *Fabre* rend à cet égard tout ce qui est dû à M. *Dupoui*; mais on n'a levé, dit-il, par cette perfection que la moindre des difficultés qu'on rencontre dans la réduction du fémur ou de l'humérus luxé ou fracturé, sur-tout près de leur col. La principale vient, selon M. *Fabre*, de la maniere dont se fait la contre-extension. Il prouve que dans la réduction de la cuisse, par exemple, le lacs posé dans le pli de l'aine, pour empêcher le corps de ſuivre l'extenſion, s'il eſt mis, comme il étoit d'uſage, du côté malade, porte ſur l'attache des muſcles triceps, & que ce moyen nuit à la contre-extenſion au lieu de la favoriſer, puiſqu'il comprime des muſcles qui doivent céder aux efforts de l'extenſion. M. *Fabre* conſeille de retenir le corps, en plaçant les lacs du côté ſain; & pour empêcher que le baſſin n'obéiſſe du côté malade aux extenſions, il preſcrit un ſecond lacs qui embraſſent le baſſin du côté malade, dans l'intervalle qui eſt entre la crête de l'os des îles & l'articulation de la cuiſſe. On en fait tenir les extrémités, du côté oppoſé, obliquement de bas en haut. Par ce double moyen, le baſſin eſt fixé immobilement, & les muſcles ſont libres.

Voyez le Journal de Médecine, Février 1767, page 170. *Mercure de France, Juillet,* 1763, page 119.

EXPOSITION d'une nouvelle Méthode de traiter les fractures de la jambe, lue à la Société royale de Londres le 12 Février 1767; laquelle est précédée d'une Lettre écrite de Mincing-lane *au Docteur* PARSONS, *Membre de cette Société, en date du 6 Novembre 1766.*

MONSIEUR,

Comme la méthode suivante de traiter les fractures de la jambe me paroît préférable à toutes les autres méthodes connues, par les succès que j'en ai obtenus pendant plusieurs années, & comme elle peut diminuer plusieurs des inconvénients qui résultent de ces fractures, je prends la liberté de vous la communiquer pour ſavoir ce que vous en penſez. Si vous croyez qu'elle mérite d'être rendue publique, je ſerois fort aiſe d'en faire part à la Société royale.

L'inſtrument que je propoſe fut employé pour la premiere fois avec le plus grand ſuccès, pour une fracture oblique du tibia, dont on n'avoit pu retenir les pieces en place par la méthode ordinaire; & il fut enſuite appliqué tout auſſi heureuſement pour une luxation du pied, avec fracture au *péroné*. Dans ce dernier cas, il eſt ſouvent difficile de réduire la luxation, même en faiſant une forte extenſion; & il eſt plus difficile encore de faire garder aux os fracturés leur ſituation naturelle, quand on met le membre dans une poſition horizontale.

Mais ces difficultés diſparoiſſent entiérement, par les moyens que je vais décrire.

Les ſuccès que j'ai obtenus dans les deux cas ci-deſſus mentionnés, m'ont engagé à eſſayer la même méthode dans différentes fractures de la jambe, tant ſimples que compliquées, & j'ai trouvé qu'elle avoit toujours répondu à mon attente. Il y a déja quelque temps que j'ai fait connoître cette méthode de traiter les fractures à pluſieurs Chirurgiens, auſſi bien qu'à vous-même, & j'aï eu occaſion de l'employer pluſieurs fois conjointement avec d'autres Chirurgiens, qui en ont été forts ſatisfaits. Quelques-uns d'entre eux l'ont adoptée ; de ſorte que j'ai tout lieu de croire qu'elle ſeroit devenue d'un uſage plus général, ſi les inſtruments qui ont été vendus juſqu'à préſent euſſent été fabriqués conformément à leur modele. Mais l'ouvrier que j'ai employé en a fait & vendu pluſieurs, qui different du mien dans quelques points eſſentiels. C'eſt pourquoi j'ai cru qu'il étoit néceſſaire de vous envoyer une deſcription de l'inſtrument, tel que l'expérience m'a appris qu'il devoit être pour qu'il eût tout le ſuccès poſſible.

Je ſuis, avec une parfaite eſtime,

MONSIEUR,

Votre très humble
& très obéiſſant
ſerviteur
GUILLAUME SHARP.

DESCRIPTION
D'UN NOUVEL INSTRUMENT

Pour le Traitement des Fractures de la jambe, & dont on recommande l'usage en place de l'appareil ordinaire.

(Voyez les Figures.)

Les figures ont été tirées sur une échelle de trois pouces, pour un pied, & représentent deux attelles de carton faites avec la colle forte, & qui doivent être attachées sur la jambe fracturée, avec trois courroies qui environnent le tout.

Ces attelles sont proportionnées à la jambe d'un homme de moyenne grandeur. Néanmoins il est utile d'en avoir de deux autres grandeurs, l'une d'environ vingt-deux pouces de long, & l'autre de seize pouces.

Figure premiere. A représente une attelle de dessous d'une forme irréguliere, mais proportionnée à la partie de la jambe qu'elle doit couvrir; elle eſt un peu convexe extérieurement, & concave intérieurement. Sa longueur eſt de dix-huit pouces depuis (*a*) juſqu'à (*b*); ſa largeur eſt de deux pouces trois quarts vers la courroie qui eſt près du genou, & de deux pouces & un quart vers les deux autres courroies.

BBB repréſentent trois bandes de cuir de quinze à vingt pouces de long, & d'un pouce de large, ayant deux rangées de trous diſpoſés de maniere que chaque trou de chaque rangée répond à l'eſpace qui ſépare les trous de la rangée du côté oppoſé. Ces trois bandes de cuir doivent être couſues ſolidement au milieu & au côté externe de l'attelle de deſſous. Leurs portions (*ddd*) doivent être plus courtes ſur la partie antérieure de l'attelle, que les bouts (*eee*) de la partie poſtérieure, leſquels doivent entourer la partie la plus charnue de la jambe.

C eſt la partie qui doit ſoutenir le

pied depuis ſa pointe (*a*), juſqu'au talon (*c*) : cette partie a cinq pouces de long, dans un angle de ſoixante degrés.

D eſt la courroie du pied, longue de douze pouces, couſue à l'extémité de l'attelle de deſſous, à deux pouces de la pointe de cette attelle, pour paſſer ſous le talon à travers une ganſe de cuir, & qu'on attache enſuite à l'attelle de deſſus au dernier bouton.

E, trou ovale & irrégulier, long de deux pouces, & large d'environ un pouce dans ſa partie inférieure, mais moins large ſupérieurement. Ce trou eſt deſtiné à recevoir la malléole externe, ou l'extrémité inférieure du *péroné.*

Figure II. Elle repréſente la jambe élevée, pour faire voir la ſituation de l'attelle de deſſous, lorſqu'elle eſt placée convenablement.

Figure III. Elle repréſente une jambe fracturée, entourée de deux attelles, conformément à la méthode que je vais recommander.

recommander. Le pied eſt garni d'un chauſſon & d'un ſoulier. Les traits obſcurs qui ſe voient dans cette figure & dans la ſeconde, indiquent la partie des attelles qui eſt enfermée dans le ſoulier.

Figure IV. A eſt l'attelle de deſſus; *BBB*, les boutons; *C*, la ganſe de cuir qui reçoit la courroie du pied.

Figure V. Elle repréſente un bandage à pluſieurs chefs, fait de bandes de toile de Ruſſie, dont la longueur augmente réguliérement depuis douze ou quatorze pouces juſqu'à dix-huit ou vingt, ſuivant la groſſeur de la jambe. Chaque chef a deux pouces de large, & eſt diſpoſé de maniere qu'il couvre de l'étendue d'un pouce, ou, ce qui eſt la même choſe, la moitié de la largeur du chef qui eſt deſſous. Une bande longue de dix ou douze pouces, & tranſverſale, eſt couſue à la partie poſtérieure de tous ces chefs, & les unit enſemble par le milieu : ce qui fait un bandage auſſi ferme & ſolide que le bandage roulé, & dont on peut se servir sans déranger la jambe. La partie la plus courte de ce bandage doit être placée près le talon. Comme on peut augmenter ou diminuer le nombre des chefs suivant l'étendue du membre, j'appelle ce bandage, *bandage à plusieurs chefs*, laissant à déterminer le nombre précis des chefs suivant la nature des circonstances.

On s'en sert à l'Hôpital de Saint-Barthelemi depuis plusieurs années, en place du bandage à dix-huit chefs ordinaire. Néanmoins, comme il n'est pas connu de tout le monde, je crois que la description que je viens d'en donner ne sera pas inutile.

Les trois grandeurs différentes des attelles ci dessus mentionnées suffisent ordinairement : on peut au moins s'en servir pour un adulte, en attendant qu'on en ait préparé d'autres.

Les jambes des enfants étant plus rondes & moins charnues, peuvent être enveloppées à peu près de même avec des attelles ordinaires de bois, convenablement garnies de compresses, comme on le pratique actuellement à l'Hôpital de Saint-Barthelemi, pourvu que ces attelles soient assez longues pour affermir & garantir l'articulation supérieure & inférieure des os fracturés.

Lorsqu'un Chirurgien est appellé pour réduire une fracture de la jambe dans le lieu même où l'accident est arrivé, il doit faire coucher le malade sur le côté blessé & sur une surface plane, approcher le genou de la jambe fracturée vers le bas ventre, & faire fléchir en même temps la jambe de maniere que les muscles extenseurs du pied, qui sont très forts, soient dans le relâchement. Alors il aura beaucoup de facilité à réduire les os fracturés dans leur situation naturelle, sans être obligé de faire de fortes extensions, qu'on a coutume de pratiquer, & qui sont fatigantes pour le Chirurgien, douloureuses pour le malade, & propres à déterminer de la tension, des spasmes & de l'inflammation sur les muscles tiraillés.

Lorsque la fracture est réduite, ce qui arrive quelquefois sans qu'on soit obligé d'ôter le bas ou le soulier, il faut appliquer une attelle de dessous de la grandeur la plus convenable sur le *péroné*, ou au côté externe de la jambe; & si elle ne s'applique pas exactement, il faut la garnir de compresses, de flanelles épaisses, d'étoupes ou de laine cardée, autant qu'on le jugera nécessaire.

Cette situation sur le côté, la jambe étant fléchie, est bien plus douce, moins gênante & plus naturelle. Elle donne au malade la facilité de se soulager lui-même, & de se faire retourner ou changer de place sans risque; elle empêche que le pied & les orteils ne soient fatigués par le poids des couvertures, & rend inutile la boîte dans laquelle on met les jambes fracturées, de même que le cerceau dont on les couvre.

Si la fracture est compliquée, la plaie guérit ordinairement selon la premiere intention, parcequ'on prévient l'irritation qui y met obstacle. Je pourrois en citer plusieurs exemples. Ajoutez à cela qu'on peut lever la jambe avec l'appareil dont elle est garnie, & qu'on peut faire mouvoir le genou aussi souvent qu'il est nécessaire pour prévenir la rigidité, qui est ordinairement la suite de ces sortes de blessures, & qui est suivie de beaucoup de douleurs & d'incommodités, même long-temps après la guérison de la fracture. On peut encore lever souvent le malade, & le tirer hors de son lit sans danger & sans craindre de lui faire de mal, s'il n'est pas trop lourd.

L'attelle de dessous fournit à la jambe un appui ferme & solide, en maniere de coussin, pendant que l'on panse le le côté interne de la jambe, dans le cas d'une fracture compliquée. On peut encore faire appuyer la main fermement sur l'attelle de dessus, & mettre la jambe dans une poſition convenable, lorſqu'il s'agit de panſer un ulcere ſitué dans la région du *péroné*, ou à la face externe de la jambe, qui ſe trouve en deſſous dans la ſituation que je recommande.

Je n'ôte pas toujours le ſoulier & le chauſſon, tant parcequ'ils ſervent à entretenir la tranſpiration de la partie, que parceque le ſoulier affermit le membre par les connexions qu'il a avec la partie inférieure de l'appareil.

Il faut auſſi que l'attelle de deſſus ſoit appliquée au côté interne de la jambe, de ſorte qu'elle couvre le *tibia* dans preſque toute ſa longueur. Les courroies doivent être ſuffiſamment ſerrées pour affermir le tout. Cela fait, le malade peut aiſément être tranſporté dans une chaiſe (dont le couſſin ſeroit aſſez élevé pour que la jambe qui pend en bas n'appuyât cependant pas ſur le fond de la chaiſe) ou dans un carroſſe, la jambe étant ſoutenue par les mains d'un Chirurgien, de maniere qu'elle cede uniformément aux mouvements de la voiture ; car il importe peu que le corps du malade soit secoué, pourvu que les pointes des os fracturés ne se meuvent pas les unes contre les autres.

J'ai conduit de cette maniere plusieurs malades depuis le lieu de leur accident, sur le pavé de Londres, jusqu'à leur logis, à de grandes distances, sans que les mouvements auxquels ils ont été exposés aient produit aucun inconvénient, même dans le cas de fractures compliquées.

Lorsque le blessé est arrivé chez lui, & qu'il est placé dans son lit, sur lequel on a étendu un matelas, il faut ôter ses bas, & appliquer les remedes convenables, le bandage à plusieurs chefs & les attelles ci-dessus décrites, observant de mettre le membre dans la situation que j'ai indiquée, c'est-à-dire que le malade soit couché sur le côté de la fracture, la jambe fléchie, & la cuisse un peu approchée du tronc; au lieu de faire coucher le malade sur le dos, & de situer la jambe fracturée horizontalement.

On fait à dessein les attelles étroites pour pouvoir examiner les parties affectées, de peur qu'une pression trop forte n'occasionnât de la douleur. Mais si l'on objecte qu'elles ne sont pas assez larges pour entourer une jambe un peu grosse, on peut remédier à ce léger inconvénient, en mettant une attelle de carton ou de bois mince entre les deux autres attelles, sur la partie intérieure de la jambe, si on le juge nécessaire. Les courroies dont l'appareil est garni suffisent pour affermir le tout (*a*).

(*a*) Quelques personnes ont proposé, comme une perfection, de mettre un bouton ou petit clou rivé, semblable à celui qui est à l'attelle de dessus, fixé sur une plaque de fer près l'un des bouts de la courroie du milieu, au lieu de fixer cette courroie à l'attelle de dessous, afin de pouvoir appliquer ou ne pas appliquer cette courroie du milieu, suivant qu'on juge qu'il est utile ou inutile de l'appliquer. Cependant je pense qu'il est nécessaire que cette courroie du milieu soit fixée & attachée comme on le voit dans la figure, afin d'empêcher les deux attelles de s'approcher ou

J'ai fait moi-même ces premieres attelles avec de fort carton, garni de plaques de fer rivées à l'attelle ; ce qui réussit fort bien. J'ai employé diverses matieres à leur construction, telles que du cuir épais, durci avec de la colle forte (*a*). J'ai essayé aussi d'en faire une avec du bois & des lames de cuivre. Des attelles de cette espece suffisent, si d'ailleurs elles sont bien faites : cepen-

---

de s'éloigner l'une de l'autre, si quelqu'une des courroies devient trop lâche. J'approuve pourtant très fort qu'on ajoute une nouvelle courroie, lorsqu'il est nécessaire de faire une forte compression.

(*a*) Vers l'année 1748, M. Holmes, qui fait les instruments pour l'Hôpital de Saint-Barthelemi, fit sous ma direction quelques attelles de cette forme & grandeur, avec de forts cuirs durcis avec de la colle forte. Mais la dépense extraordinaire, & la difficulté de s'en procurer une suffisante quantité, m'ont engagé à continuer de me servir d'attelles de carton préparé avec la colle forte, & j'ai trouvé dans ma pratique & par une longue expérience que ces attelles remplissoient parfaitement bien leur objet.

dant je leur préfere toujours le carton, lorsqu'il est fort, jusqu'à ce que je trouve un ouvrier qui puisse les bien faire avec des matieres plus dures.

J'ai observé que la situation que je recommande pour les fractures de la jambe étoit également utile pour les fractures de la cuisse, & cela par la même raison. Dans ce dernier cas, les attelles ordinaires de bois sont aussi bonnes que les autres, pourvu qu'elles soient assez longues pour affermir & contenir les extrémités des os fracturés.

Je me suis servi jusqu'à présent des termes d'*attelles de dessus* & d'*attelles de dessous*, afin de me faire mieux entendre, quoique peut-être les termes d'*attelles tibiale* & *péroniere* les distingueroient mieux, & donneroient une idée plus nette de leur application; la premiere devant couvrir la plus grande partie du *tibia*, & la seconde devant procurer un appui solide au *péroné*.

FIN.

APPROBATION.

J'AI lu, par ordre de Monseigneur le Chancelier, un Manuscrit qui a pour titre : *Nouvelle Méthode de traiter les Fractures & les Luxations*, Ouvrage traduit de l'anglois par M. Lassus. Cette traduction est utile, & me semble devoir être accueillie : je n'y ai rien trouvé qui m'ait paru s'opposer à ce qu'elle fût imprimée. A Paris, ce 20 Janvier 1771. LEBAS.

PRIVILEGE DU ROI.

LOUIS, par la Grace de Dieu, Roi de France & de Navarre : A nos amés & féaux Conseillers, les Gens tenants nos Cours de Parlement, Maîtres des Requêtes ordinaires de notre Hôtel, Grand-Conseil, Prévôt de Paris, Baillifs, Sénéchaux, leurs Lieutenants Civils, & autres nos Justiciers qu'il appartiendra : SALUT. Notre bien amé le sieur PIERRE FRANÇOIS DIDOT le jeune, Libraire, Nous a fait exposer qu'il desireroit faire imprimer & donner au Public une *Nouvelle Méthode de traiter les Fractures & les Luxations*, traduite par M. Lassus, s'il Nous plaisoit lui accorder nos Lettres de Privilege pour ce nécessaires. A CES CAUSES, voulant favorablement traiter l'Exposant, Nous lui avons permis & permettons par ces Présentes, de faire imprimer ledit Ouvrage autant de fois que bon lui semblera, & de le vendre, faire vendre & débiter par tout notre Royaume, pendant le temps de six années consécutives, à compter du jour de la date des Présentes. Faisons défenses à tous Imprimeurs, Libraires, & autres personnes de quelque qualité & condition qu'elles soient, d'en introduire d'impression étrangere dans aucun lieu de notre obéissance; comme aussi d'imprimer ou faire imprimer, vendre, faire vendre, débiter ni contrefaire ledit Ouvrage, ni d'en faire aucun extrait sous quelque prétexte que ce puisse être, sans la permission expresse & par écrit dudit Exposant, ou de ceux qui auront droit de lui, à peine de confiscation des Exemplaires contrefaits, de trois mille livres d'amende contre chacun des contrevenants, dont un tiers à Nous, un tiers à l'Hôtel-Dieu de Paris, & l'autre tiers audit Exposant, ou à celui qui aura droit de lui, & de tous dépens, dommages & intérêts. A la charge que ces Présentes seront enregistrées tout au long sur le Registre de la Communauté des Imprimeurs & Libraires de Paris, dans trois mois de la date d'icelles; que l'impression dudit Ouvrage sera faite dans notre Royaume & non ailleurs, en bon papier & beaux caractères, conformément aux Réglements de la Librairie, & notamment à celui du 10 Avril 1725, à peine de déchéance du présent Privilege; qu'avant de l'exposer en vente, le Manuscrit qui aura servi de copie à l'impression dudit Ouvrage, sera remis dans le même état où l'Approbation y aura été donnée, ès mains de notre très-cher & féal Chevalier Chancelier Garde des Sceaux de France, le Sieur DE MAUPEOU; qu'il en sera ensuite remis deux Exemplaires dans notre Bibliotheque publique; un dans celle de notre Château du Louvre, & un dans celle de notre très cher & féal Chevalier le Sieur DE MAUPEOU; le tout à peine de nullité des Présentes. Du contenu desquelles vous mandons & enjoignons de faire jouir ledit Exposant & ses ayans cause pleinement & paisiblement, sans souffrir qu'il leur soit fait aucun trouble ou empêchement. VOULONS que la copie des Présentes qui sera imprimée tout au long au commencement ou à la fin dudit Ouvrage, soit tenue pour duement signifiée; & qu'aux copies collationnées par l'un de nos amés & féaux Conseillers & Secrétaires, foi soit ajoutée comme à l'original. COMMANDONS au premier notre Huissier ou Sergent sur ce requis, de faire pour l'exécution d'icelles tous actes requis & nécessaires, sans demander autre permission, & nonobstant clameur de Haro, Charte Normande, & Lettres à ce contraires; car tel est notre plaisir. DONNÉ à Paris le treizieme jour du mois de

Février, l'an de grace mil sept cent soixante & onze, & de notre regne le cinquante-sixieme. Par le Roi en son Conseil.

LEBEGUE.

Registré sur le Registre XVIII. de la Chambre Royale & Syndicale des Libraires & Imprimeurs de Paris, numero 1489, fol. 456, conformément au réglement de 1723. A Paris, ce 19 Février 1771.

J. HERISSANT, *Syndic.*

www.ingramcontent.com/pod-product-compliance
Ingram Content Group UK Ltd.
Pitfield, Milton Keynes, MK11 3LW, UK
UKHW021140260726
13994UKWH00001B/234

9 782329 378688